RECHERCHES

SUR LES

MODIFICATIONS DE LA PUPILLE
CHEZ L'HOMME SAIN
L'ÉPILEPTIQUE ET L'HYSTÉRIQUE

PAR

Le Dr F.-J. BOSC

INTERNE A L'HÔPITAL GÉNÉRAL DE MONTPELLIER
LAURÉAT DE LA FACULTÉ

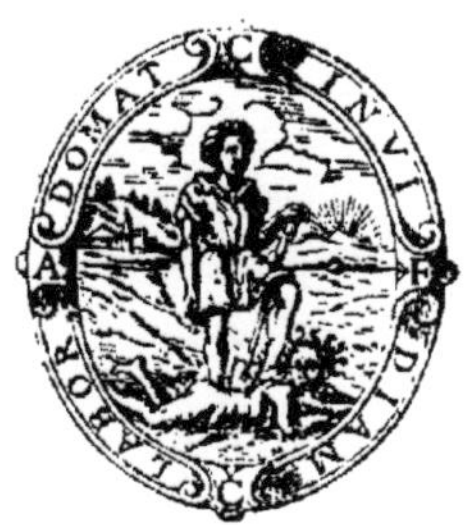

MONTPELLIER
CAMILLE COULET, LIBRAIRE-ÉDITEUR
LIBRAIRE DE L'UNIVERSITÉ
GRAND'RUE, 5.

PARIS
GEORGES MASSON, LIBRAIRE-ÉDITEUR
LIBRAIRE DE L'ACADÉMIE DE MÉDECINE.
Boulevard Saint-Germain, 120
1891

Td 88
777

A MON CHER MAITRE

Monsieur le Professeur MAIRET

Arrivé à la fin de nos études médicales, nous remercions notre cher Maître, M. le professeur Mairet, de tous les témoignages de bienveillance et de tous les encouragements qu'il n'a cessé de nous prodiguer. Non seulement nous nous honorerons toujours d'avoir été son interne, mais les années trop courtes passées sous sa direction compteront parmi les meilleures de notre vie.

F. BOSC.

A MON PÈRE, A MA MÈRE

A MA SŒUR

A MES PARENTS

A MES CHERS COLLÈGUES D'INTERNAT

A MES MAITRES

A MES AMIS

F. BOSC.

INTRODUCTION

Il n'est pas, dans l'économie, de muscle qui réagisse avec une plus grande délicatesse que l'iris. A tout instant et sous l'influence des causes les plus diverses, sa circonférence se resserre ou se dilate. Il parait traduire à l'extérieur les états psychiques même les plus reculés, de telle façon qu'on a pu dire sans trop se tromper que l'œil était le miroir de l'âme.

Mais ce n'est pas cette façon poétique et quasi philosophique d'envisager la chose que nous avons prise comme objectif de notre travail. L'étude de plus en plus avancée du système nerveux vient prouver à chaque instant la portée des moindres manifestations morbides. Argyll Robertson a montré toute l'importance de l'observation des phénomènes pupillaires dans le cours de plusieurs de ces maladies et en particulier du tabes. Mais cette importance est encore plus grande qu'elle ne paraît au premier abord, et l'étude attentive des phénomènes qui se passent du côté de l'iris montre que l'on n'a pas affaire simplement à un symptôme, mais que l'on est en présence d'un moyen précieux d'investigation clinique.

A mesure que l'on observe davantage, on est frappé de voir sur quelles bases peu solides reposent certaines données médicales admises sans discussion. C'est ainsi que, si nous recherchons dans les auteurs ce qui se passe du côté de la pupille pendant les attaques d'épilepsie, nous nous trouvons en présence d'un nombre restreint d'observations, le plus souvent ncomplètes, d'après lesquelles on conclut généralement que « la pupille est dilatée et immobile pendant toute la durée des convulsions ». La médecine légale a longtemps vécu sur ces données. C'est absolument insuffisant. Si l'on arrive pendant l'accès à un moment où l'on ne trouve pas cette dilatation pupillaire et même l'immobilité devant la lumière, est-on en droit de conclure à la simulation ? Certainement non ; si l'on assiste à des attaques d'épilepsie depuis la chute jusqu'au réveil, on verra se produire une série de variations dans le diamètre pupillaire, variations qui sont d'ailleurs caractéristiques de l'attaque d'épilepsie. Toutefois, nous devons le dire, dans ces derniers temps, certains auteurs sont allés plus avant dans l'observation des modifications pupillaires pendant les attaques ; mais ces faits ne sont pas encore entrés dans le domaine de la médecine pratique et sont épars dans la science.

Nous avons repris cette étude en nous basant sur des observations personnelles et sur un nombre d'observations assez considérable recueillies dans une foule de traités et de revues. Comme nous le disions tout à l'heure, nous avons été fort étonné de ne trouver qu'une aussi petite quantité de matériaux sur un sujet aussi vulgaire que l'épilepsie. Et encore dans la plupart des observations, sauf chez quelques-unes qui datent de ces dernières années, n'avons-nous recueilli que des bribes qu'il nous a fallu rapprocher et coordonner. Cette étude ne portera pas seulement sur l'attaque d'épilepsie mais encore sur l'attaque d'hystérie en général, c'est-à-dire l'hystérie ordinaire et l'hystéro-épilepsie.

Mais, à notre avis, ce travail eût été bien incomplet si, avant d'aborder l'étude clinique, nous n'eussions passé en revue les résultats si précieux fournis par l'expérimentation sur les animaux et essayé d'apporter là aussi notre part de preuves. L'expérimentation nous a permis d'observer les modifications pupillaires d'un bout à l'autre de l'attaque, avant et après l'attaque même, nous renseignant sur des points cliniques demeurés obscurs, vérifiant les faits longtemps et bien observés chez le malade.

De plus, cette étude expérimentale nous a conduit à distraire les phénomènes qui se produisent pendant la réaction épileptique des causes diverses auxquelles on les avait rattachés. Si, comme nous essayerons de le démontrer, toutes les modifications réactionnelles de la pupille sont sous la dépendance d'une même cause, c'est donc bien que l'*essence* de l'épilepsie est toujours la même. Nous en arriverons à mettre le siège de toute épilepsie dans le cerveau, ou du moins, quel que soit le point de départ de l'excitation, à faire résider dans la cellule de l'écorce le pouvoir de décharge nerveuse qui va constituer l'attaque d'épilepsie, aussi bien d'ailleurs que certaines attaques du paralytique général et les attaques d'hystérie.

RECHERCHES

SUR LES

MODIFICATIONS DE LA PUPILLE

CHEZ L'HOMME SAIN

L'ÉPILEPTIQUE ET L'HYSTÉRIQUE

PREMIÈRE PARTIE.

ÉTUDE EXPÉRIMENTALE.

De la physiologie de l'œil, telle qu'on la comprend aujourd'hui, il paraît ressortir nettement que la pupille présente deux espèces de mouvements. Les uns, *fonctionnels*, reconnaissent comme cause une impression lumineuse portée sur la rétine ; les autres, appelés vasculaires et que nous nommerons *cérébraux*, résultent de la transformation des excitations dans l'écorce grise du cerveau.

Nous ne nous occuperons pas des premiers ; les seconds auront toute notre attention. Mais encore ici nous devrons limiter notre domaine. N'ayant à nous occuper que des manifestations convulsives de l'épilepsie ou de l'hystérie, la discussion portera sur un seul point controversé : des états de la pupille dans les réactions épileptiques et de leur origine. Nous arriverons peut-être

2

de cette façon, et par analogie, à la vérification expérimentale de l'hypothèse de H. Jackson, c'est-à-dire à la démonstration de l'origine corticale des accès d'épilepsie.

La découverte des propriétés du grand sympathique et de la moelle, c'est-à-dire des vaso-moteurs et des réflexes, entraîna l'étude attentive de la pupille et de ses modifications. Le premier, Pourfour du Petit montre en 1823 (*Mém. de l'Acad. des Scienc. de Paris,* 1827) que le sympathique cervical a quelque contrôle sur les mouvements de la pupille, et en 1840 Biffi découvre que la division du nerf cause une contraction de la pupille, tandis que l'excitation périphérique en entraîne la dilatation. Cl. Bernard, Budge, Waller, Brown-Sequard, Vulpian, vérifient ces expériences et tendent à mettre toutes ces modifications pupillaires sur le compte de troubles circulatoires vaso-moteurs. Mais, tandis que Rouget et Mosso expliquent ces faits par une simple paralysie des vaso-moteurs, Budge et Waller prétendent que le sympathique cervical n'est qu'un organe de transmission à la pupille d'une excitation partie d'un centre médullaire qu'ils nomment centre cilio-spinal et qu'ils placent entre la sixième vertèbre cervicale et la troisième dorsale. Salkowski (*Zeitschrift für ration. medicin*, 1867, pag. 167) n'admet pas les limites posées par Budge et Waller et place le centre cilio-spinal dans la moelle allongée, tandis que Knoll, le remontant encore, trouve sa place dans les tubercules quadrijumeaux. On découvre, en outre, que l'excitation des nerfs sensibles périphériques produit une dilatation de la pupille.

Les auteurs en arrivent, en somme, à cette conclusion : L'excitation de la moelle fait dilater la pupille, soit directement en irritant les parties motrices, soit indirectement en irritant une partie sensitive ou périphérique.

Les expérimentateurs continuent à rechercher la cause intime des changements pupillaires dans une modification de l'état des vaisseaux. Salkowski démontre que les filaments nerveux oculo-pupillaires et vaso-moteurs sont les mêmes; Prussak, Claude Bernard, Ludwig, Vulpian, Brown-Sequard, Callenfels, démontrent que le sympathique cervical est en connexion avec l'innervation des vaisseaux cérébraux et que son irritation amène des effets sur la pression intra-crânienne ; Vulpian, Snellen et surtout Mosso (*Sopre uno nuovo methodo*, etc. Torino, 1875), montrent par des expériences directes que les réflexes pupillaires s'expliquent par des changements dans le volume des vaisseaux encéphaliques et iriens, que l'excitation d'un nerf sensitif produit des réactions vasculaires et pupillaires concomitantes.

Toutes ces théories s'accordent parfaitement avec les théories bulbaires, alors régnantes, de l'épilepsie, d'autant plus que cette localisation dans le bulbe était le seul moyen de comprendre l'instantanéité de tant de phénomènes divers produits par la réaction épileptique et en particulier les phénomènes pupillaires.

Cette localisation, dans le bulbe, de l'origine des convulsions épileptiques, soutenue encore aujourd'hui par certains auteurs, avait été d'ailleurs la première idée d'H. Jackson lui-même. Elle était favorisée par la foi absolue que l'on avait alors dans le dogme de l'inexcitabilité de l'écorce cérébrale. Si l'expérience de Longet était vraie, il faudrait bien nous en tenir là; mais l'expérience de Longet était une grave erreur.

Nous restreignant à l'étude des pupilles, les deux propositions suivantes vont nous servir à le démontrer :

1° Les diverses modifications de l'activité cérébrale influent énergiquement sur l'état des pupilles en dehors de toute autre cause que l'action purement nerveuse cérébrale.

2° L'excitation portée directement sur le cerveau agira de la même façon.

Une grande partie de la discussion consistera à montrer qu'il n'y a pas entre les phénomènes pupillaires et la variation de l'état de la circulation encéphalique le rapport intime qu'on a essayé d'établir, c'est-à-dire que toute contraction de la pupille ne dépend pas forcément d'une congestion des vaisseaux iriens, que toute dilatation ne correspond pas à une anémie.

Première proposition. — D'après un grand nombre d'auteurs, le rapport qui existe entre les actions cérébrales et les phénomènes pupillaires dépendraient uniquement de l'état de la circulation encéphalique. Dans le sommeil, Gubler et Hammond n'ont-ils pas démontré que les vaisseaux encéphaliques sont dilatés et la pupille rétrécie ? Si dans l'attaque d'épilepsie les pupilles sont au contraire largement dilatées, ne doit-on pas en trouver la cause dans l'anémie cérébrale profonde qui existe à ce moment ?

Nous répondrons d'abord que les faits qui se rapportent au sommeil sont d'une observation très difficile et qu'on ne peut leur accorder qu'une certaine valeur d'estime ; que d'un autre côté la dilatation pupillaire dans l'attaque d'épilepsie est loin de coïncider constamment avec une anémie du fond de l'œil.

Pour nous convaincre de la non-existence de ces rapports entre l'état de la circulation et l'état de la pupille, observons ce qui se passe du côté de celle-ci dans les actions purement psychiques.

Un auteur anglais, Samuel Wilks (*Brain*, avril 1883), a fait sur ce point quelques remarques pleines d'intérêt. Observant un homme dans un état de calme complet, il remarque que ses pupilles sont dilatées ; sous la moindre influence, ses pupilles se contractent rapidement. Lorsque l'esprit (le *mind* des Anglais) est dans un état passif, les pupilles se dilatent. C'est bien là l'état d'esprit du poète laissant aller son imagination et, comme le dit Edgar Poë, « laissant venir à lui les rêves »; les pupilles s'ouvrent largement. Samuel Wilks note encore chez son perroquet des oscillations pupillaires qui dépendent uniquement de ses variations d'humeur, et la pupille devient, pour ainsi dire, «le baromètre de son état d'esprit ». Est-il effrayé ? les pupilles se contractent ; est-il d'humeur gaie, dans un aimable état d'esprit? ses pupilles se dilatent largement. Je ne crois pas que l'on puisse faire intervenir des troubles circulatoires alors qu'il s'agit de modifications concomitantes si rapides et si délicates de l'état de la pupille et de l'état d'esprit. Et à cet égard il est bien curieux de noter l'avis d'un grand observateur, de Balzac. Dans son *Curé du village* parlant de Véronique toujours en prière et en extase devant l'autel, il note chez elle, à ce moment, une dilatation pupillaire très marquée. Ainsi encore quand son héroïne refuse l'offre de mariage : «. ... En la quittant, il la baisa avec une expression de regret, et l'évêque remarqua l'étrange mouvement par lequel le noir des pupilles prit tout le bleu de l'œil de Véronique et le réduisit à un cercle très étroit...»

Les pupilles se dilatent sous l'influence de la douleur, sous l'influence d'émotions déprimantes comme la peur, sous l'influence de la fatigue. Or, la fatigue peut-être due à une décharge brusque de mouvements réflexes produits par une stimulation soudaine ou apportés lentement « par suite d'une impression monotone et prolongée ». Il semble bien que dans ce dernier cas il faille rejeter toute influence circulatoire. Les phénomènes pupillaires sont ici sous une dépendance purement nerveuse, sous la dépendance *de l'état du potentiel de la cellule.*

Toutes les fois que ce potentiel est fortement diminué, la pupille se dilate. Le coït, la masturbation répétée, la fatigue, la peur, l'attaque d'épilepsie, la stupeur, un long travail cérébral, amèneront fatalement une diminution de ce potentiel, et la dilatation pupillaire sera d'autant plus considérable que la décharge nerveuse sera plus prononcée.

Dans le sommeil, les pupilles sont contractées, et on fait dépendre ce myosis d'une congestion encéphalique concomitante. Le fait n'est pas absolument démontré, et d'ailleurs on ne comprendrait pas avec l'aide des seules variations circulatoires que, dès que l'individu ouvre l'œil, instantanément sa pupille se dilate, alors même qu'il ne fait pas de mouvements. Si l'on soulève les paupières d'un animal endormi, on retrouve cette dilatation instantanée. Les phénomènes circulatoires n'expliquent donc rien, tandis qu'un grand nombre de considérations tendent à faire admettre avec Rahlmann et Witkowski que l'état de la pupille traduit simplement l'état des centres nerveux. A l'état de veille, l'activité incessante des centres psychiques et par suite l'activité de la surface externe sensible agissent d'une manière permanente sur le centre cilio-spinal, entretenant une espèce de tonus dans le dilatateur de la pupille. L'équilibre étant complet entre les excitations internes et externes, les pupilles demeurent moyennement dilatées. Pendant le sommeil, en l'absence de toute excitation sensorielle ou psychique, le dilatateur de la pupille n'agit plus et la pupille se contracte.

Ces faits s'expliquent bien simplement d'après ce que nous savons de la structure de l'iris (Grünhagen, Gaskell (*Journal of phys.*, vol. VII, pag. 38). L'iris n'est composé que d'un seul muscle, le sphincter irien innervé par deux nerfs : l'un moteur (oculo-mot. commun), l'autre dilatateur (sympathique). Ce dernier ne peut exercer son action sur la pupille que par action inhibitoire. On a ainsi l'explication des phénomènes pupillaires précédents en dehors de tout changement dans l'état des vaisseaux.

Nous voyons donc toute notre première série de faits d'ordre psychique venir corroborer notre idée d'une action cérébrale sur la pupille indépendante des troubles circulatoires, c'est-à-dire d'une action purement nerveuse. Notre deuxième groupe de faits, basés sur l'expérimentation, va nous conduire aux mêmes résultats.

Faits expérimentaux. — Dans une série d'expériences, Mosso tend à démontrer, avec plusieurs autres auteurs, que toutes les fois que l'activité du cerveau entre en jeu les artères se resserrent, et que par suite la pupille doit subir un certain degré de dilatation. Il fait en outre cette remarque que le diamètre pupillaire suit exactement les oscillations des vaisseaux sanguins.

François Frank s'élève avec énergie contre cette théorie et lui oppose comme premier argument la dissociation des fibres irido-dilatatrices de l'iris et des fibres vaso-motrices (*Compt. rend. de la Soc. de Biologie*, 1878).

Mais, si ces faits n'entraînent pas absolument la conviction, d'autres expériences portant l'excitation directement sur le cerveau vont nous montrer péremptoirement l'origine nerveuse corticale des modifications pupillaires.

En portant directement l'irritation sur l'écorce cérébrale elle-même, on peut produire des réactions épileptiques semblables à celles que nous observons chez les malades. Or, provoquant ainsi ces accès épileptiques, Fr. Franck remarque tout d'abord que la dilatation de la pupille s'observe dans leur cours, que le cœur soit ralenti (accès toniques) ou accéléré (accès cloniques).

La production de cette dilatation dans deux états cardiaques opposés exclut toute dépendance par rapport aux modifications du cœur. La comparaison des courbes pupillaires et vaso-motrices va d'ailleurs nous convaincre à cet égard. La figure 79 de l'ouvrage de F. Frank montre que la dilatation pupillaire est à son maximum bien avant que le resserrement des vaisseaux ait atteint son plus haut degré et qu'elle s'atténue alors que les vaisseaux sont encore resserrés. Cette dilatation a déjà disparu pour faire place à une pupille normale pendant que lès vaisseaux reviennent encore peu à peu à leur calibre normal. Un fait très curieux qui vient encore appuyer notre théorie est la dilatation prémonitoire à l'attaque, qui arrive alors que les vaisseaux n'ont pas encore commencé à se resserrer.

Il faut donc conclure de tout cela que les modifications pupillaires d'une part, vaso-motrices de l'autre, sont deux réactions séparées, produites par une même influence centrale.

Les expériences de Magnan viennent augmenter encore notre

conviction, en ce sens que, contrairement aux théories ordinaires, la dilatation pupillaire qu'entraîne l'attaque d'épilepsie provoquée par l'absorption d'essence d'absinthe coïnciderait avec un état congestif intense du fond de l'œil.

Nous devons rapporter encore à ce sujet quelques remarques personnelles faites sur des animaux intoxiqués par la chloralamide ou le chloral (Mairet et Bosc, *Soc. de Biol.*, juillet 1890), et que l'on trouvera dans une étude détaillée parue dans le *Montpellier médical* (Bosc ; *Chloralamide et chloral. Montpellier méd.*, 1891, décembre, janvier, février, etc.). Nous avons pu observer que :

1° Avant le sommeil, alors que cependant il y avait déjà une congestion très forte du fond de l'œil, les pupilles pouvaient demeurer absolument normales (Exp. vi) ;

2° Pendant toute la durée du sommeil les pupilles étaient très contractées, mais dès que l'on soulevait les paupières, sans éveiller l'animal, les pupilles se dilataient instantanément ; que cette dilatation instantanée se produisait aussi au réveil. La congestion cependant pendant tout ce temps était intense ;

3° Si une attaque survenait, la pupille, très contractée, se dilatait brusquement, la congestion du fond de l'œil demeurant toujours la même (Exp. viii).

Nous en revenons donc en dernière analyse à admettre, pour expliquer les modifications de la pupille, cette influence purement nerveuse dont nous avons déjà parlé. Les excitations externes et internes sont en lutte. Que quelque décharge nerveuse vienne à se produire, l'équilibre est rompu au profit de l'excitation interne, les pupilles se dilatent. Cela prouve bien que tous les sens (c'est-à-dire les signes tangibles de la puissance cérébrale) varient avec toute diminution d'énergie. Dans tous les cas d'épilepsie il y a paroxysme, c'est-à-dire mise en liberté de l'énergie potentielle, c'est-à-dire dilatation de la pupille.

Nous en revenons, on le voit, au fait entrevu par H. Jackson, vérifié expérimentalement par Hitzig, Ferrier, Horsley, Lussana, Luciani, F. Frank, etc., vérifié même sur l'homme par Bartholows.

Il nous reste maintenant à voir quels sont *les effets produits sur la pupille par les diverses périodes de l'attaque d'épilepsie.*

Nous devons distinguer deux manières d'obtenir des attaques d'épilepsie : par excitation directe du cerveau, par excitation indirecte.

1° *Excitation directe.* — *Ferrier* est le premier auteur qui se soit occupé de rechercher les rapports qui peuvent exister entre les pupilles et l'excitation d'un point donné de l'écorce cérébrale.

Chez le singe, c'est surtout la région 12 (moitié postérieure des frontales sup. et moyen.) qui entraine la dilatation pupillaire ; l'excitation de la région 14 (temporo-sphén. sup.) produit encore cette dilatation ; l'excitation des régions 13' (branches ant. et post. du pli courbe) amènerait une contraction des pupilles.

Les expériences de Ferrier démontrent donc, et des expériences subséquentes de Frank (*loc. cit.*, pag. 332) viennent les appuyer, que les effets irido-dilatateurs des excitations corticales existent indépendamment de toute manifestation convulsive. La découverte par Œhl des centres pupillaires corticaux vient encore appuyer cette manière de voir. Mais il ne faut pas confondre cette réaction qui est *simple* avec la réaction *épileptique*. Bochefontaine commettait cette erreur quand il soutenait qu'en excitant n'importe quel point de la convexité il produisait de la dilatation des pupilles. Il n'infirmait nullement les résultats de Ferrier ; car, ainsi que l'a démontré Frank, si l'on répète les excitations légères ou si on les renforce, on substitue aux modifications pupillaires simples les modifications épileptiques. Ces dernières ressemblent réellement aux attaques d'épilepsie, puisqu'elles peuvent apparaître inopinément, ainsi que Hitzig l'a démontré, quelque temps après la production d'une lésion cérébrale expérimentale.

François Frank, qui a fait une étude très consciencieuse des modifications pupillaires produites par les réactions épileptiques, arrive aux conclusions que voici :

L'attaque d'épilepsie produit les modifications pupillaires suivantes :

Une dilatation pupillaire bilatérale, totale ou presque totale, avec insensibilité à la lumière, congestion intense du fond de l'œil.

Dans un cas seulement, F. Frank ne put pas arriver à constater la dilatation pupillaire ; malgré les convulsions intenses de l'animal, la pupille demeura immobile.

Corollaires. — 1° *Il y a un rapport très net entre le degré de dilatation pupillaire et l'intensité des accès.* Dans les attaques violentes à généralisation rapide, la dilatation pupillaire est au grand complet. L'intensité de l'excitation nerveuse centrale est donc en rapport avec le degré de la dilatation pupillaire.

2° *La forme des convulsions n'entre pas en jeu.* Qu'elles soient toniques ou cloniques, si elles sont d'intensité suffisante, la pupille est toujours dilatée.

3° *Il y a des rapports entre les modifications des pupilles et les phases de l'attaque.* La dilatation pupillaire débute avec la contracture, mais *souvent la précède*, annonçant l'attaque de quelques secondes. Cette dilatation s'accentue, atteint très vite son maximum et persiste pendant toute la phase tonique et la plus grande partie de la phase clonique. Elle commence à s'atténuer avant la fin des convulsions et diminue peu à peu. La pupille a ordinairement repris son diamètre normal au moment où les convulsions cessent. — Cependant, après les convulsions, quand l'animal va être pris d'une nouvelle attaque ou qu'il est bien excité, la dilatation pupillaire persiste.

La bilatéralité de la dilatation est constante, et les deux pupilles suivent les mêmes phases.

On trouve les mêmes modifications chez les *animaux curarisés*. La dilatation pupillaire sera donc la manifestation ordinaire de l'état épileptique, même larvé.

En dehors des excitations cérébrales directes, des excitations indirectes peuvent provoquer des réactions épileptiques aussi nettes. C'est le cas des expériences de Magnan et des nôtres.

Magnan (*Arch. de Phys.*, 1873) produit des attaques d'épilepsie en intoxiquant des animaux avec de l'essence d'absinthe. Il note que la pupille se dilate au début des contractions et demeure dilatée pendant toute la période convulsive, en même temps que l'ophtalmoscope révèle une congestion notable du fond de l'œil. La pupille reste dilatée malgré l'action de la lumière.

Expériences personnelles. — Elles nous conduiront aux mêmes résultats d'une façon générale, mais peut-être serons-nous à même d'entrer dans plus de détails.

1re *Série d'expériences*. — Observations incomplètes portant sur des chiens intoxiqués par la chloralamide ou le chloral, c'est-à-dire par des hypnotiques congestifs. Dès le début des phénomènes convulsifs, les pupilles se dilatent. Cette dilatation se prolonge durant toute l'attaque, et, celle-ci une fois terminée, les pupilles se contractaient énergiquement au delà de la normale. L'expérience IX (Chloralamide et chloral, Bosc, *Montpellier méd.*, 1891, janvier, février...) montre en outre que quelques mouvements convulsifs isolés peuvent être sans influence sur la pupille.

2e *Série d'expériences*. — Dans le cours d'expériences faites sur le lapin, se rapportant à des injections intra-veineuses d'urine, nous avons pu obtenir un grand nombre d'attaques convulsives généralisées. Rapporter toutes nos expériences serait trop long. Nous nous contenterons de donner les résultats généraux obtenus.

Disons tout d'abord que l'injection des urines elles-mêmes en dehors des attaques produit un degré plus ou moins prononcé de myosis. Nous suivions la pupille du lapin, et dans beaucoup de cas où nous avons pu assister au début de l'attaque, nous avons vu la pupille passer de ce myosis à une mydriase maxima quelques secondes avant toute manifestation convulsive.

A la suite de cette période prémonitoire se montraient des convulsions toniques ordinairement très prononcées et pendant lesquelles la pupille continuait encore à se dilater jusqu'à son point excessif, et elle demeurait ainsi dilatée pendant toute la durée de cette période.

Pendant la période clonique, les pupilles demeuraient encore dilatées, mais vers le milieu de cette période la pupille commençait à diminuer, de façon qu'à la fin des convulsions elle était contractée, et qu'au début du stertor elle présentait un *myosis excessif*.

Ce myosis durait un temps plus ou moins marqué. Si la mort suivait l'attaque convulsive, ce myosis durait 5 à 6 minutes, puis se produisait une dilatation progressive (Ces expériences s'accordent avec les observations de Finlayson et Marshall sur l'état de la pupille après la mort).

Quand la mort ne s'ensuivait pas, les mêmes phénomènes se reproduisaient, mais aboutissaient à la normale.

Les expériences de Vulpian sont confirmatives de cette dernière partie.

Quelles conclusions tirer de ces faits et de ces expériences? Nous nous sommes efforcé de démontrer que les phénomènes pupillaires, dans le cours des réactions épileptiques, reconnaissaient pour cause une action purement nerveuse, action s'exerçant dans l'écorce grise du cerveau si l'on en croit les expériences de Ferrier, Fr. Frank, etc., et indépendamment de toute modification vasculaire encéphalique. La dilatation pupillaire est simplement concomitante d'autres réactions épileptiques, et, si l'on va de la pupille, qui en est un terme, à toutes les réactions, nous dirons que la zone corticale représente l'organe central des convulsions épileptiques.

Nous n'avons pas voulu entrer dans une discussion approfondie du fait de savoir si c'est le bulbe ou le cerveau qui est le point de départ de ces réactions. C'est la conclusion à laquelle arrive Lussana (*Sulla patogenesi dell'epilepsia,* 1878). L'excitation épileptique, qu'elle soit obtenue directement ou par voie réflexe, a toujours comme organe central l'ensemble des centres disséminés dans l'écorce grise. Luciani et Tamburini (*Sui centri fsico motori corticali,* 1878) s'arrètent aussi à ces mèmes conclusions.

Que le bulbe prenne part à l'accès, il est probable qu'il en est ainsi ; mais ce n'est pas le bulbe, c'est l'écorce qui est le point de départ des convulsions. Le bulbe n'est qu'une voie secondaire quoi qu'en dise Chirone, et d'ailleurs les expériences répétées de Lussana, Rovighi et Santini (*Arch. ital. de Biolog.*, 1882), les expériences de Bubnoff et Heidenhain, viennent confirmer d'une manière éclatante la doctrine corticale de l'épilepsie.

Mais en dehors des preuves qu'elle nous a déjà fournies, la pupille va nous servir encore pour diagnostiquer l'origine corticale ou bulbaire des convulsions.

La dilatation pupillaire obtenue par Van der Kolk par l'excitation du bulbe persiste pendant toutes les périodes de l'attaque et longtemps après; elle est rapide et arrive brusquement au maximum. La dilatation d'origine corticale disparait bien plus rapidement, se produit d'une façon progressive jusqu'à un maximum, varie d'une période à l'autre de l'attaque, et, les convulsions disparues, la pupille se contracte avec énergie. Elle est l'image fidèle de la décharge épileptique et de la dépression qui lui fait suite.

C'est d'ailleurs ce qu'avait observé Vulpian, qui en produisant un paroxysme artificiel observait une dilatation pendant sa durée et remarquait que les pupilles devenaient plus petites après l'attaque. C'est ce que nous avons aussi fait ressortir de nos expériences.

Donc, toute réaction pupillaire épileptique, quel que soit le point de départ de l'excitation, est la même dans son *essence*, puisqu'elle dépend toujours d'une même cause. Aussi, dans l'étude clinique des modifications pupillaires produites par l'attaque d'épilepsie, pouvons-nous englober, dans une même étude, épilepsie idiopathique, épilepsie partielle, épilepsie symptomatique, quitte ensuite à revenir sur nos observations et à rechercher si nous pouvons trouver des signes distinctifs de chacune d'elles.

SECONDE PARTIE.

ÉTUDE CLINIQUE.

Nous venons de voir dans le cours de notre étude expérimentale par quelles modifications passe la pupille dans le cours d'une attaque d'épilepsie provoquée. Il nous reste à voir maintenant si la clinique répond aux données fournies par le laboratoire, et pour cela nous devons étudier les pupilles sur le malade en état de crise convulsive.

Mais un fait nous a frappé. Nous avons dit, en effet, que les modifications pupillaires reconnaissaient pour cause une influence purement nerveuse. Or, chez l'homme malade, cet état pupillaire dépendra uniquement d'un état cérébral pathologique persistant. Ne pourrait-on pas dès lors trouver chez les épileptiques, en dehors de toute attaque, une manière d'être particulière des pupilles qui manifeste cet état? En un mot, comme on l'a dit, l'épileptique est-il toujours épileptique de partout?

C'était là une considération intéressante à laquelle nous nous arrêterons tout d'abord, puis nous étudierons la pupille pendant les accès épileptiques. Nous aurons en outre à étudier ces mêmes phénomènes dans les attaques d'hystérie.

CHAPITRE PREMIER

La pupille des Épileptiques en dehors des attaques.

(Comparaison avec l'homme sain.)

Plusieurs auteurs, et en particulier London Carter Gray, Oliver, Charpentier,.. etc., ont cru constater chez les épileptiques, et en dehors de toute attaque, des variations pupillaires absolument caractéristiques et permettant d'établir à coup sûr le diagnostic d'épilepsie. On comprend toute l'importance de ces faits au point de vue médico-légal.

Pour L. Carter Gray (*American Journ. of. méd. Sc.*, 1880, pag. 451), la pupille de l'épileptique est plus dilatée que la pupille de l'homme sain ; elle passe de la contraction à la dilatation plus rapidement que la pupille normale, et elle passe encore plus rapidement et même instantanément de la dilatation à la contraction. De plus, exposée à une lumière vive, elle se contracte tout d'abord, mais après plusieurs oscillations elle se dilate et demeure moyennement dilatée, quoique l'excitation lumineuse persiste avec la même intensité.

Oliver (*Brain*, vol. VII, 1888, pag. 349) arrive à peu près aux mêmes conclusions. Dans certains cas, il note aussi, en dehors des attaques, une pupille plus largement dilatée, ne réagissant presque pas à la lumière ou même pas du tout, la contraction étant incertaine et douteuse. D'après le même auteur, la pupille contractée aurait une tendance à se dilater aussitôt, la contraction produite n'étant que légère et transitoire tandis que dans l'état sain la contraction continue autant que dure l'excitation.

Charpentier (*Revue générale de cliniq. et de thérap.*, nº 6, 1890) remarque chez les épileptiques des variations pupillaires rapides, des oscillations nettes se manifestant à tout instant.

D'autres auteurs enfin parlent de la fréquence de l'inégalité de la pupille chez les épileptiques.

Nous allons examiner successivement chacun de ces divers points, c'est-à-dire :

1° Le *diamètre* des pupilles ; 2° la *forme* ; 3° les *réflexes* à la lumière ; *a*, degré du réflexe en général ; *b*, rapidité du passage de la dilatation à la contraction ; *c*, rapidité du passage de la contraction à la dilatation ; *d*, stabilité de la pupille devant la lumière forte ; *e*, du réflexe consensuel ; *f*, du réflexe sensitif.

§ I. *Diamètre de la pupille* — Nous avons vu L. Carter Gray affirmer que la pupille est plus dilatée chez l'épileptique que chez l'homme sain ; c'était là encore la pensée d'Oliver. Marie (*Arch. de Neur.*, 1882, tom. IV), reprenant cette question, étudie le diamètre pupillaire chez 53 épileptiques. Au contraire de Carter Gray, il ne constate pas cette dilatation, et s'il fallait absolument conclure, dit-il, il admettrait plutôt que chez les épileptiques la pupille est rétrécie. Musso (*Bolletino d'Oculist*, aprile 1884), conclut, de la même façon que les pupilles des épileptiques ne présentent pas une dilatation plus grande que celles des personnes bien portantes. Cependant il fait une réserve pour certaines formes psychiques de l'épilepsie. Dans ces cas, 28 °/₀, il y aurait une dilatation plus ou moins marquée.

Nous sommes donc en présence de deux opinions opposées. Nous ferons cependant remarquer que Marie nous paraît prendre comme moyenne du diamètre pupillaire, chez l'adulte, un chiffre bien élevé, 6^{mm},1/3. Ce chiffre, ajoute Marie, serait confirmé par la moyenne normale donnée par Follin (*Path. ext.*, tom. IV) et qui serait de 6^{mm},2. Mais la grande majorité des auteurs trouve un chiffre moins élevé de près d'une moitié. Pour Sappey, Cruveilher, pour Drouin (Th. Paris, 1876), qui ont fait de nombreuses mensurations, le diamètre normal de la pupille ne dépasserait pas 3 à 4 millim.

Etonné d'aussi grandes différences entre les auteurs, nous avons entrepris de nouvelles mensurations chez l'homme sain.

Nous n'avons pas cru, pour cet examen, nous servir de la chambre noire ainsi que le recommandent Uhthoff et Marie. Nous nous sommes mis dans des conditions qui nous paraissent bien plus près de la vérité. Nous avons placé notre sujet dans une salle assez profonde, éclairée par une seule fenêtre. L'individu était tourné vers une cour ombragée de façon à ce que son œil regardât dans une lumière tamisée. Un coin de la cour éclairé d'une lumière vive et le fond de la salle qui était très obscur nous permettaient d'impressionner la pupille par toutes les gammes de lumière. Quant à la manière dont nous avons pratiqué tous nos examens, on les trouvera exposés tout au long dans un article d'Hoeddeus (*Brain*, 1888, vol. XI, pag. 530, résumé) que nous avons pris pour modèle.

Nous passons sur toute la série des appareils inventés pour mesurer le diamètre de la pupille. On trouvera la description de tous les pupillomètres, d'une utilité fort relative, dans la thèse de Drouin. Marie, après Hutchinson (*Brain*, vol. I) recommande un procédé bien plus simple qui consiste à présenter devant l'œil une filière à sonde telle que la filière d'Aubry et à trouver par comparaison le cercle qui correspond au cercle pupillaire. Follin se servait d'un procédé analogue. Il nous a paru plus simple et plus exact de noter au crayon sur nos observations le cercle même de la pupille. Avec un peu d'habitude, on parvient à une grande précision. D'ailleurs, c'est la seule façon de suivre exactement les variations de pupille qui se produisent pendant une attaque d'épilepsie ; on prend pour ainsi dire la pupille sur le fait.

Le diamètre pupillaire varie avec l'âge, mais nous n'en avons pas tenu compte, la très grande majorité de nos épileptiques étant à l'âge adulte, et nous avons fait porter nos recherches sur des hommes sains âgés de 23 à 28 ans.

Nous avons mesuré la pupille au moment de sa plus grande dilatation à une lumière diffuse, et nous avons obtenu des chiffres qui varient entre 4, 5 millim. comme maximum et 3 millim. comme minimum. Ces chiffres réunis nous donnent une moyenne de $3^{mm},65$. On voit que cette moyenne se rapproche beaucoup de celle donnée par Sappey, Cruveilher (*Anatomie*) et Drouin (Th. de Paris, déjà citée). Elle s'écarte très fortement de la moyenne normale de Marie qui est de $6^{mm},2$, avec un maximum de 7 millim., chiffre que nous n'avons jamais atteint. Drouin, qui a mesuré les pupilles de 35 adultes, trouve comme moyenne $3^{mm},31$, avec un maximum de $4^{mm},5$ et un minimum de 3 millim. Ce sont là nos chiffres, à peu de chose près.

Nous avons mesuré le diamètre pupillaire chez 34 épileptiques, 15 hommes et 19 femmes, tous d'âge adulte sauf quelques rares exceptions : voici les résultats que nous ont donnés nos mensurations :

Hommes.

Noms.	Diamètre en millimètres.
1. Bl	4,2
2. Bén	3,2
3. Al	4,2
4. Cas	3,8
5. Fay	4
6. Ac	3,5
7. Pe	3,4
8. Chab	3,2
9. Pag	5
10. Ly	4
11. Ar	3,5
12. Ja	3,5
13. Arn	3,5
14. Mo	3,2
15. Au	4
Moyenne	3,74

Femmes.

Noms.	Diamètre en millimètres.
1. Cl	4
2. Ca	3,2
3. Ga	4,8
4. Cay	4
5. Dum	3,6
6. Po	3,5
7. Pin	3,5
8. Ma	4
9. Car	4
10. Ser	3,8
11. Cal	3,8
12. Cro	4,3
13. Del	4,5
14. Tys	4
15. Verm	4,2
16. Bon	4
17. Mat	3,5
18. Trenq	4
19. Paul	3,6
Moyenne	3,92

On trouve donc pour les femmes une moyenne de $3^{mm},92$ et pour les hommes une moyenne de $3^{mm},74$; en additionnant les deux moyennes, on arrive à une moyenne de $3^{mm},83$. Or, nous savons que le diamètre pupillaire de l'homme sain est d'environ de $3^{mm},65$, soit une différence de 18 centièmes de millimètre. On peut donc dire d'une façon certaine qu'il n'y a qu'une très légère différence entre le diamètre de la pupille des épileptiques et le diamètre de la pupille de l'homme sain. Le maximum de dilatation atteint par les épileptiques a été de $4^{mm},8$, ce qui ne diffère pas sensiblement de $4^{mm},5$, maximum que nous avons trouvé chez l'adulte normal.

Nous avons donc le droit de nous élever absolument contre les dires de L. Carter Gray et d'Oliver. Les chiffres de Marie eux-mêmes nous paraissent très exagérés.

§ II. *Inégalité des pupilles.* — Les auteurs n'insistent pas sur une forme particulière de la pupille chez les épileptiques ; plusieurs cependant auraient trouvé chez ceux-ci une inégalité pupillaire fréquente.

Oliver (*loc. cit.*) aurait souvent remarqué en dehors des jours d'attaque, chez les épileptiques, l'existence d'une inégalité permanente des deux pupilles. Il se demande si l'association de ce phénomène avec l'épilepsie ne serait pas, comme la dilatation, un résultat direct de la préexistence d'un désordre chronique fonctionnel. Musso (*Soc. expérimentale*, 1883, fasc. XII) l'aurait trouvée chez 22 % de ses épileptiques, et Marie, dans 8 cas sur 53, aurait trouvé une inégalité pupillaire pouvant aller de 1/2 à 2/3 de millimètre.

Mais il s'agit de savoir si cette inégalité des pupilles appartient uniquement à l'épilepsie. Déjà Oliver avait remarqué cette inégalité des pupilles chez des gens bien portants, et Ivanoff (*Wratch*, n° VIII, 1887) avait constaté que les deux pupilles sont rarement égales chez l'individu normal. Sur 150 soldats qu'il examiné, 130 avaient cette inégalité pupillaire, inégalité qui coïncidait avec une asymétrie faciale.

Nous avons retrouvé cette inégalité pupillaire chez l'homme sain dans 15 °/₀ des cas, et si chez l'épileptique nous l'avons rencontrée 25 fois sur 100, cette inégalité était excessivement faible comme degré et quelquefois même fort douteuse.

Nous pouvons donc conclure que l'inégalité pupillaire, pas plus que la dilatation, ne devra entrer en ligne de compte dans le diagnostic de l'épilepsie.

§ III. — *Réflexes pupillaires à la lumière.* — Toutes les fois que nous passons d'un milieu éclairé dans un milieu obscur, la pupille se dilate ; des phénomènes inverses se produisent si on passe d'un milieu obscur dans un milieu vivement éclairé. Nous avons étudié ces réflexes en suivant les règles établies par Hoeddeus (*Brain*, 1888, vol. XI, pag. 530). Nous distinguerons en outre et nous étudierons à part le réflexe *direct* et le réflexe *consensuel*, ce dernier exprimant les mouvements produits dans l'œil opposé par la variation des lumières dans un œil.

1° *De l'existence du réflexe lumineux.* — D'après les auteurs, dans l'homme normal les divers réflexes à la lumière ne manqueraient jamais. Uhthoff, qui a observé 100 personnes saines, ne les a jamais vus manquer, et Erb arrive aux mêmes conclusions. Chez le vieillard, la réaction est moindre, mais elle existe.

Nous avons recherché l'existence de ces réflexes chez un assez grand nombre d'adultes en bonne santé, et nous ne l'avons jamais vue faire défaut, qu'il s'agisse du réflexe direct ou du réflexe consensuel.

En est-il de même chez les épileptiques ? Thomsen (*Soc. Psych. de Berlin*, 1885) examine 189 épileptiques et trouve chez tous la réaction à la lumière constante ; chez un seul malade, il note une immobilité passagère, à la lumière, de 30 minutes. Siemerling (*Ibid.*) n'a pu trouver la fixité des pupilles à la lumière que chez deux épileptiques et Uhthoff (*Berliner klin. Wochens.*, janv. 1886) ne trouve cette fixité que deux fois chez de nombreux épileptiques ; une autre fois, sur 12.000 malades qui avaient fréquenté la Clinique ophtalmologique de Schoeler, il ne trouve la fixité pupillaire que chez une hystéro-épileptique probablement atteinte d'une lésion organique.

On peut donc dire que les pupilles des épileptiques *réagissent toujours à la lumière.*

2° *Dans quelles limites réagissent-elles ?* Ceci est une toute autre question. Chez les épileptiques, d'après Oliver, elles ne réagiraient que faiblement ou d'une manière douteuse, dans de nombreux cas. La pupille contractée aurait alors une grande tendance à se dilater aussitôt. Pour L. Carter Gray, les réflexes à la lumière chez les épileptiques se feraient avec une grande rapidité. Il soutient que :

1° Le passage de la contraction à la dilatation se fait plus rapidement que chez l'homme sain ;

2° Le passage de la dilatation à la contraction est presque instantané.

Voilà deux premiers points qu'il s'agit d'éclaircir. Carter Gray ne donne pas de chiffres. Nous allons faire cette étude en nous basant sur des données mathématiques. Avant nous, Marie nie chez ses épileptiques une rapidité plus grande de la contraction, mais il ne paraît pas avoir insisté beaucoup sur l'observation de ce phénomène.

A. Réflexe direct. — a) *Mesure du passage de la dilatation à la contraction stable.*

L'œil de l'homme sain placé devant une lumière vive réagit ; la pupille passe de la dilatation à la contraction ; mais cette contraction ne se fait pas d'un coup ; ce n'est qu'après une oscillation plus ou moins longue que la pupille se fixe définitivement. La contraction stable est alors atteinte.

Nous avons mesuré la durée de ce réflexe chez l'homme sain. Nous n'avons pas pu examiner un grand nombre d'individus, car l'examen de ces divers réflexes était long, délicat et demandait, de la part du sujet observé, de la patience et de l'intelligence. Voici les résultats obtenus :

Sujets	Durée en secondes.
N^os I	2
II	2
III	1,3
IV	2,3
V	2
VI	1,3

soit une moyenne de 1 seconde 80 pour la durée du réflexe direct, de la dilatation à la contraction stable.

2° *Épileptiques.* — Nous avons recherché la rapidité du passage de la dilatation à la contraction stable chez 30 de nos épileptiques, hommes ou femmes, et voici les résultats que nous avons obtenus :

Hommes.		Femmes.	
Sujets	Durée en secondes.	Sujets.	Durée en secondes.
N°s 1	2,5	N°s 1	2
2	1,5	2	1,8
3	1,8	3	1,5
4	1,3	4	2
5	1,3	5	1,3
6	1,6	6	2
7	2,3	7	1,6
8	3,5	8	2
9	1,6	9	1
10	1,3	10	2
11	1,3	11	1,3
12	2	12	1,5
13	1,3	13	1,3
14	2	14	1,5
15	1,3	15	1,4
Moyenne	1,77	Moyenne	1,68

soit une moyenne de 1″,77 pour les hommes et de 1″,68 pour les femmes, c'est à-dire une moyenne générale de 1″,73.

Nous avons vu tout à l'heure que la moyenne normale était environ 1″,8. Les deux moyennes ne sont séparées que par une différence de 7 centièmes de seconde, différence dont en clinique on ne peut réellement tenir compte. De plus, il est à remarquer que, chez certains épileptiques, le temps du passage de la dilatation à un état de contraction stable de la pupille a été fort long. Deux fois la pupille s'est contractée lentement et a mis 3″,5 dans un cas, 2″,5 dans l'autre à se fixer. Mais ces cas sont exceptionnels et ne peuvent être posés en règle. D'ailleurs, chez un de nos individus normaux, nous avons trouvé un temps égal à 2″,3 pour le passage de la dilatation à la contraction stable.

On voit par ces chiffres que le passage de la dilatation à la contraction n'est pas aussi instantané que veut bien le dire London Carter Gray. Les chiffres démontrent que ce temps est égal chez l'épileptique et chez l'homme sain. C'était d'ailleurs l'impression que nous avions rapportée de l'examen des yeux des épileptiques avant d'arriver aux résultats si précis fournis par les chiffres.

b). *Passage de la contraction à la dilatation stable.*— Le passage de la contraction à la dilatation est toujours plus lent que celui de la dilatation à la contraction. Dans cette réaction, la durée est plus considérable que dans la réaction précédente de 1/3 à une moitié de seconde. Mais, d'après l'ensemble de nos observations qui ont porté sur les mêmes individus que précédemment, rien ne nous autorise à dire que le passage de la contraction à la dilatation se fait plus rapidement chez l'épileptique que chez l'homme sain. Nous avons cependant observé certains cas, mais en petit nombre, dans lesquels cette réaction était douteuse et difficile à obtenir avec netteté.

Nous pouvons donc dire que dans l'immense majorité des cas la durée du passage, sous l'influence de la lumière, de la contraction à la dilatation et *vice versa*, *c'est-à-dire la rapidité des mouvements pupillaires, est la même chez l'épileptique et chez l'homme sain.*

c). *De l'état stable de la pupille contractée.* — Il nous reste à examiner un autre point. Carter Gray et Oliver soutiennent que la pupille de l'épileptique, contractée devant une vive lumière, ne demeure pas contractée malgré la persistance de la force lumineuse, mais qu'après quelques oscillations elle se dilate et demeure moyennement dilatée. Au contraire, la pupille de l'homme sain demeure contractée devant la lumière vive tant que dure cette excitation.

Chez l'homme sain, la pupille devant une lumière vive se contracte fortement, tout d'un coup ; c'est ce que nous nommerons le *myosis maxima*; elle ne demeure pas à ce degré primitif de contraction, mais elle a presque aussitôt un léger mouvement de dilatation auquel elle se fixe; c'est là le *myosis fixe ou stable*.

Nous avons mesuré le diamètre de la pupille dans le myosis maxima et le myosis fixe.

ÉTAT SAIN.

Diamètre des pupilles en millimètres.

	Myosis maxima.	Myosis stable.	Différence.
Nos 1	2	2,3	0,3
2	2	2,4	0,4
3	1,5	1,6 Diff. à peine sensible	0,1
4	2,2	2,6	0,4
5	2,1	2,3	0,2
6	2	2,2	0,2

soit une moyenne de $1^{mm},96$ pour le myosis maxima et de $2^{mm},24$ pour le myosis stable, soit une différence de $0^{mm},28$.

Nous avons pu mesurer très nettement ces deux myosis chez 20 de nos épileptiques.

Voici les résultats obtenus :

MYOSIS MESURÉ EN MILLIMÈTRES.

Sujets.	Myosis maxima.	Myosis stable.	Différence.
Nos 1	3	3,3	0,3
2	2	2,3	0,3
3	2,1	l'oscillation peut à peine être constatée.	
4	2,1	2,4	0,3
5	2	2,3	0,3
6	1,6	2	0,4
7	1,5	2,5	0,4
8	2,1	2,3	0,2
9	2,2	2,5	0,3
10	1,5	1,8	0,3
11	2	2,1	0,1
12	1,5	2	0,5
13	2	2,3	0,3
14	1,5	2	0,3
15	2	2	0
16	2	2	0
17	2	2,1	0,1
18	1,8	2	0,2
19	2,6	3	0,4
20	2	2,2	0,2
Moyennes...	1,975	2,27	

soit une différence de $0^{mm},295$. Or, nous avons trouvé chez l'homme sain une différence de 0,28. Cette différence qui porte sur des centièmes de millimètre ne peut être cliniquement sensible.

Mais la différence, si l'on en croit Carter Gray, devrait surtout porter sur le myosis stable ; or, le myosis stable chez l'homme sain (comme on le voit d'après le tableau ci-dessus) mesure en moyenne $2^{mm},24$ et chez l'épileptique 2,27 ; comme précédemment, la différence se meut dans des limites inappréciables.

Dans quelques cas (n°s 15 et 16), il n'y a pas eu d'oscillations, mais ces deux faits ne prouvent absolument rien.

La pupille de l'épileptique est donc aussi stable devant la lumière que la pupille normale. Elle ne subit pas de dilatation malgré la persistance de l'excitation, mais elle suit les mêmes variations de diamètre que la pupille de l'homme sain.

L'affirmation de London Carter Gray, d'une dilatation succédant au myosis malgré la persistance de la lumière, n'est donc pas vérifiée.

B. *Réflexe consensuel* — Nous avons cherché à voir si la pupille de l'épileptique ne différerait pas de la pupille normale par la manière dont se produit le réflexe consensuel.

Un œil étant ouvert, l'autre fermé, si l'on ouvre celui-ci la pupille du premier se contracte ; c'est un réflexe consensuel. En procédant d'une manière opposée, la pupille se dilate.

Listing (*Beitrage phys. optick*, 1845) avait remarqué que le rétrécissement sympathique ne commence que 2/5 de seconde après l'ouverture de l'œil opposé et dure environ 1/5 de seconde, après quoi la pupille revient en peu de temps à des dimensions plus considérables. La dilatation consensuelle mettrait plus de temps à se produire ; elle suivrait d'une moitié de seconde l'occlusion de l'autre œil et durerait 1 à 2 secondes.

La durée totale de ces deux phases serait pour Listing de 2 à 3 secondes, et pour Donders (*Nederlandsch Lancet*, 1846, tom. II, pag. 422) cette durée atteindrait 6 secondes.

Nous avons comparé chez nos épileptiques l'espace de temps qui existe entre l'ouverture ou la fermeture d'un œil et le début de la réaction consensuelle. Nous n'avons pas mesuré exactement cette différence, mais d'observations attentives répétées chez l'homme sain et l'épileptique nous nous sommes convaincu qu'il n'y avait pas de différence sensible entre les deux.

Nous n'avons jamais vu manquer le réflexe consensuel chez nos épileptiques. Peut-être, dans quelques cas, est-il plus lent à se manifester, mais on est loin de pouvoir l'établir en règle générale.

Nous avons mesuré la durée totale du réflexe consensuel (contraction et dilatation consensuelle). Listing, avons-nous dit, trouvait 3 secondes et Donders 6 environ. De nos mensurations chez l'homme sain il résulte que chaque mouvement complet de resserrement et de dilatation a une durée moyenne de 4 secondes.

Chez l'épileptique, nous avons obtenu les chiffres suivants :

Sujets.	Mesures en secondes.	Sujets.	Mesures en secondes.
Nos 1...........	3,3	Nos 13............	3
2...........	3,2	14............	3
3...........	3,5	15............	4.5
4...........	3	16............	3
5...........	4	17............	4
6...........	3	18............	3
7...........	4	19............	3.5
8...........	4	20............	3,2
9...........	4,5	21............	4
0...........	3,6	22............	3,5
11...........	3,2	23............	4
12...........	3,5		

soit une moyenne de 3'',6. La différence n'est pas suffisamment sensible d'avec la normale pour dire que la durée des deux réflexes diffère sensiblement. La mesure du réflexe consensuel ne nous fournit donc aucune donnée intéressante sur le diagnostic de l'épilepsie.

C. Le réflexe sensitif peut-il nous conduire à de meilleurs résultats ? L'excitation des nerfs sensibles amène toujours une dilatation de la pupille. On obtient cette dilatation par une piqûre, le frôlement du sillon labio-nasal, ou encore en pinçant la peau du creux épigastrique. Roques a montré qu'un courant électrique appliqué sur la nuque amène la production de ce réflexe.

Mœli (*Arch. für Psychiatrie*, Bd. 13, pag. 602) a observé ce réflexe chez des femmes et des enfants normaux et ne l'a jamais vu manquer. Chez les hommes sains au-dessus de 50 ans, la stimulation de la peau n'amenait pas ce réflexe, qui était produit alors par l'excitation électrique.

D'après le même auteur, chez les épileptiques, les pupilles se dilateraient rapidement sous l'influence d'excitations sensorielles même légères.

La recherche de ce réflexe nous a paru assez difficile, et nous l'avons rarement constaté, soit chez l'homme sain, soit chez l'épileptique, devant une excitation légère. Le moyen qui nous a le mieux permis de l'obtenir sans provoquer de la douleur, c'est le frôlement du sillon labio-nasal.

Nous avons constaté cette dilatation chez tous les hommes sains que nous avons pu examiner ; chez nos épileptiques, elle existait dans la plupart des cas, mais dans un certain nombre elle nous a paru douteuse. Toutefois,nous ne voulons rien affirmer de précis sur ce point; il nous aurait fallu pour cela, dans les cas douteux, recourir à d'autres moyens tels que l'électricité ou la production *d'une douleur*, ce que nous n'avons pas fait.

Voilà donc résolu le problème que nous nous étions tout d'abord posé : *La pupille de l'épileptique a-t-elle, en dehors des attaques, des caractères spéciaux qui la distinguent de la pupille de l'homme sain ?*

Nous basant sur nos observations,nous pouvons répondre certainement non. Ce n'est pas en effet sur les minimes différences que nous avons notées que le clinicien pourra jamais se baser pour appuyer un diagnostic, surtout si ce dernier se rattache à une question médico-légale.

CHAPITRE II

État des pupilles pendant les attaques d'Épilepsie et d'Hystérie.

Nous avons à aborder maintenant la partie la plus importante de ce sujet, c'est-à-dire l'étude des modifications que subit la pupille pendant les diverses périodes de l'attaque d'épilepsie et d'hystérie.

A la fin, et comme conclusions de notre étude expérimentale, nous nous sommes cru en droit de conclure que les troubles pupillaires dépendaient d'une influence purement nerveuse, que cette influence était la même dans son essence pour toutes les attaques d'épilepsie. Ce que nous avons dit pour les attaques d'épilepsie peut s'appliquer de la même façon aux attaques d'hystérie, qui sont évidemment sous la dépendance de causes de nature identique.

1° Attaques d'épilepsie.

L'attaque d'épilepsie, épilepsie propre ou épilepsie partielle, est, d'après H. Jackson, sous la dépendance d'une « discharging lesion » de l'écorce grise. Un certain nombre de convulsions qui se produisent chez l'enfant sont purement respiratoires et dépendent des lésions du pont ou du bulbe ; nous les laissons complètement de côté.

Les attaques épileptiques ou épileptiformes ont pour point de départ un état « *hyperphysiologique local persistant des cellules nerveuses induites par des troubles pathologiques* ». Cette décharge soudaine se traduit chez l'animal par un ensemble de réactions pupillaires dont Frank a fait une exacte description que nos expériences ont complétée sur certains points.

L'attaque d'épilepsie se compose de plusieurs périodes. On peut dire que l'attaque comprend :

1° Une période prodromique ;

2° Une période convulsive, tonique, puis clonique ;

3° Une période de stertor.

Telles sont les grandes phases de l'attaque d'épilepsie. Nous étudierons les modifications pupillaires qui surviennent dans chacune d'elles.

Cette étude synthétique est basée sur 51 observations, nombre assez considérable, mais qui ne l'est pas autant que nous pouvions le penser, en songeant à toutes les observations d'épilepsie qui ont cours dans la science. Malheureusement, chaque auteur a envisagé dans la rédaction de ses observations un fait particulier, négligeant les autres phénomènes concomitants ; bien peu ont noté les modifications pupillaires d'une façon méthodique.

Si nous parcourons les traités de pathologie interne et les ouvrages dont la réputation médicale est bien assise, nous voyons à peine quelques mots se rapportant à l'état de la pupille dans les attaques d'épilepsie.

Tissot (*de l'Épilepsie*) ne prononce même pas le mot de pupille ; Herpin (*de l'Épilepsie*, 1852) ne s'avance pas davantage sur ce sujet, et Delassiauve n'en dit absolument rien. Même dans les ouvrages les plus modernes on ne trouve que des données vagues, sans précision et ne paraissant pas reposer sur des vérifications personnelles.

Nous avons dû recourir, pour nous faire une opinion à ce sujet, aux observations et aux notes publiées dans un grand nombre de journaux et revues tant anglais et allemands que français. C'est le résumé de ce travail de collation que nous allons présenter, augmenté de nos observations personnelles.

Nous avions déjà, avant d'entreprendre ce travail, une base solide dans les données que nous avait fournies l'expérimentation.

Nous allons étudier l'attaque d'épilepsie, non seulement pendant la durée des mouvements convulsifs, mais pendant toute sa durée, c'est-à-dire *avant* (état normal), *pendant* (période prodromique, tonique et clonique, stertor), *après l'attaque* (réveil, heures qui suivent).

1° *Avant l'attaque.* — Tout le chapitre précédent se rapporte à cette période. Nous avons vu que si, dans certains cas, en dehors des attaques, la pupille de l'épileptique revêt quelques caractères particuliers, dans l'immense majorité des cas cette pupille réagit absolument chez l'épileptique comme chez l'homme sain.

2° *Pendant l'attaque.* — L'attaque elle-même se compose de diverses périodes:

a. Période prodromique.

b. Période de convulsions toniques.

c. Période de convulsions cloniques.

d. Stertor.

C'est sur cette partie ou du moins sur certaines périodes de cette attaque que portent le plus grand nombre d'observations.

a. Période prodromique. — Nous avons basé cette étude sur neuf observations (Obs. III, IV, V, XXXIII, XXXIX, XL, XLII, XLIII, XLIV), dont deux personnelles (Obs. XLIII, XLV) et sur l'opinion de certains auteurs, dont nous n'avons pu nous procurer les observations originales. Le nombre d'observations que nous donnons pourra paraître restreint, mais c'est tout ce que nous avons pu trouver dans la science ; et ce nombre paraîtra d'autant plus digne de considération que c'est là un point d'observation difficile, car il est bien rare que l'on soit assez heureux pour assister à la période prodromique d'un accès, dont rien ne vient indiquer la venue.

Nous allons nous trouver en présence de deux opinions basées également sur des faits. Romberg, Gowers, Siemens, Sieveking, ont noté dans cette période prodromique de l'attaque une contraction plus ou moins énergique de la pupille. Sur un des malades de Sieveking cette contraction pupillaire prodromique était tellement nette (Obs. XXXIX) que la mère du malade prévoyait, à ce signe, la venue de l'attaque convulsive.

D'autres auteurs, au contraire, ont observé de la dilatation.

Parmi nos 9 observations, nous en trouvons 3 avec contraction dans le stade prodromique (Obs. IV, XXXIX, XLII) et 6 avec dilatation très nette de la pupille (Obs. III, V, XXXII, XL, XLIII, XLV). De cette proportion nous devons, tout d'abord, tirer cette conclusion que, dans la majorité des cas, dans la période prodromique, la pupille est dilatée. Nous pouvons nous appuyer encore, pour soutenir ce fait, sur l'opinion de Vilkowski qui n'a jamais trouvé ce rétrécissement prodromique, mais toujours une dilatation initiale.

Dans le cas qui nous est personnel (Obs. XLIII), nous avons pu observer cinq à six fois cette dilatation prodromique. Celle-ci était d'ailleurs si frappante qu'une infirmière placée à côté de la malade nous indiquait, d'après sa production, l'arrivée prochaine d'une attaque d'épilepsie.

D'ailleurs cette dilatation prodromique de l'attaque est bien en rapport avec les résultats expérimentaux de Frank et les nôtres. Toujours, immédiatement avant les mouvements convulsifs, nous avons vu, chez les animaux, se produire progressivement et rapidement une dilatation pupillaire, qui nous servait pour ainsi dire de *réactif de l'attaque*.

Nous n'avons pu vérifier au juste (du moins pour Gowers et Romberg) si les auteurs avaient observé réellement la contraction au moment de la période prodromique, et s'ils ne l'avaient pas vue tout à fait au début de la période tonique, ainsi que nous l'avons observée dans plusieurs cas. Cependant nous devons avouer que les Obs. IV et XXXIX ne peuvent laisser aucun doute à l'égard de l'existence d'une contraction prodromique. Mais nous pouvons conclure, en nous basant sur l'expérimentation et sur la clinique que si, dans quelques cas, la période prodromique de l'attaque se marque sur la pupille par du myosis, *dans la grande majorité des cas on note à cette période une mydriase maxima.*

b. *Période des convulsions toniques.* — Nous avons réuni 42 observations dans lesquelles l'état des pupilles est noté à cette période. Malheureusement, dans un certain nombre on n'a fait que mentionner la dilatation sans en suivre le degré ni l'évolution. Ici encore, nous trouvons deux cas différents : tantôt on a, durant cette période tonique, de la contraction, tantôt de la dilatation plus ou moins marquée, tantôt des alternatives de contraction et de dilatation, tantôt enfin aucune espèce de modification.

Nous avons noté la *contraction* seulement dans 3 cas, soit 7,14 °/₀ (Obs. X, XXXVII, XLIII), dans un cas (Obs. X) elle était légère, dans les deux autres marquée. Dans l'Obs. XLIII, qui nous est personnelle, nous avons observé très nettement cette contraction durant une grande partie de la période tonique ; le diamètre pupillaire était tombé de 7 millim. (période prémonitoire) à $3^{mm},5$. La pupille normale mesurait 4 millim.

Nous n'avons vu *les alternatives de contraction et de dilatation* que dans un seul cas (2,38 °/₀), celui de Ballet et Crespin (Obs. III). Après une période prodromique avec dilatation très forte, les pupilles se contractèrent rapidement, dès le début de la période tonique, mais cette contraction dura peu, et, dès que les yeux et la tête eurent subi leur mouvement de déviation, aussitôt la pupille se dilata fortement.

Les cas dans lesquels on *n'a pas observé de modification* sont peu nombreux. Nous en avons noté 3 sur 42 (Obs. XI, XVI, XXXV).

Mais dans l'immense majorité des cas, les pupilles sont dilatées pendant la période tonique de l'attaque d'épilepsie, 35 fois sur 42, soit 83,57 %.

Cette dilatation peut être très marquée et atteindre 7 et 8 millimètres, dépassant la normale de 3 et 4 millim.

La mention de pupille très dilatée est celle qui l'emporte d'une façon générale. Les cas sont relativement rares dans lesquels la dilatation était à peine marquée.

Dans les cas où l'on observe la dilatation de la pupille pendant toute la période tonique, on note les mêmes phénomènes que nous avons observés chez les animaux. La dilatation ne se fait pas d'un coup, mais arrive progressivement à un maximum qu'elle paraît atteindre au moment de l'acmé des convulsions toniques. Tout à fait à la fin de celles-ci, la pupille commence, dans certains cas, à osciller et l'attaque clonique se produit. Dans la grande majorité des cas, les pupilles ainsi dilatées sont insensibles à la lumière, et c'est là un bon signe ajouté à la dilatation ; cependant dans certains cas la pupille dilatée est demeurée sensible à la lumière (Obs. VI, XXXVIII). Dans ces cas-là, on avait affaire à des attaques d'épilepsie partielle qui ne s'accompagnaient pas de perte de connaissance.

Ce sont bien là, en gros, les résultats des observations d'Oliver (***Brain***, 1888), de Feré, de Siemens, de Vitkowski surtout; mais ces auteurs ne sont pas suffisamment explicites et se contentent de noter la dilatation et l'insensibilité à la lumière.

Donc nous dirons que dans la période tonique la pupille peut être, soit contractée, soit alternativement contractée et dilatée, soit, et cela dans l'immense majorité des cas, dilatée. Cette dilatation se fait progressivement jusqu'à une mydriase maxima. En règle générale, la pupille est alors insensible à la lumière

c. *Période des mouvements cloniques.*— Nous avons pu étudier dans 32 cas les modifications pupillaires appartenant à cette période.

Nous avons constaté, dans la grande majorité des cas (27 cas, 84,3 °/₀) de la dilatation plus ou moins marquée; dans deux cas seulement, de la contraction, soit 6,25 °/₀ (Obs. x et xxxvii), et enfin dans 3 cas (9,4 °/₀) pas de modifications (Observ. xi, xvi, xxxv).

Les cas dans lesquels il y a eu contraction ou bien pas de modifications sont en si petit nombre que nous pouvons les laisser complètement de côté pour ne nous occuper que des cas dans lesquels il y a eu dilatation. D'une façon générale, la dilatation de la période clonique fait suite à la dilatation de la période tonique. Dans les cas où la contraction est notée pendant la période clonique, il y avait eu contractions antérieures. Dans un cas seulement, et ce cas nous est personnel (Obs. xliii), nous avons constaté une dilatation très marquée. (6 millim. dans la période clonique, alors que pendant la période tonique nous avons eu une contraction de 3^{mm},5).

Mais, en dehors de ces cas qui peuvent être considérés comme des anomalies, la dilatation clonique fait suite à une dilatation tonique, est moins considérable que cette dernière et va en décroissant.

Ce qui caractérise, en effet, l'état de la pupille dans cette période clonique, ce sont les variations incessantes du diamètre pupillaire pendant toute ou du moins une partie de sa durée. Dès la fin de la phase tonique la pupille oscille, tend à se contracter, puis cette tendance augmente, et, comme dans l'Obs. xliv, on voit la pupille tomber de 7^{mm},5 à 5 millim., à 4 et 3 millim. Nous voyons le même fait se reproduire dans les observations que l'on a pu suivre assez longtemps (Obs. iv, xliii, xlv, xlvi, xlvii, xlviii, etc.). Dans l'Obs. xliii, nous avons même vu se produire de véritables oscillations, la pupille passant de la dilatation à la contraction et *vice versa*, mais tendant toujours à se contracter de plus en plus. Dans plusieurs cas, à la fin de la période tonique, la pupille était fortement contractée. Peu d'auteurs ont parlé de ces phénomènes, et nous n'en connaissons pas qui les aient cités avec netteté.

Ces résultats s'accordent encore absolument avec l'expérimentation. Nous avons vu, chez nos lapins surtout, se produire ces mêmes phénomènes, ces variations de diamètre et ce myosis final. Vulpian déjà avait noté ce myosis maxima à la fin des attaques, mais il appartient autant au début du stertor qu'à la fin de la période clonique ; nous allons le retrouver.

En résumé, dans la période clonique, on note dans la grande majorité des cas (84, 3 %) *une dilatation plus ou moins marquée, d'autant plus marquée qu'elle a été plus considérable dans la période tonique ; cette pupille dilatée tend à diminuer de diamètre dès le début des mouvements cloniques, ou tout au moins au bout de peu de temps, et elle subit ainsi des oscillations caractéristiques qui tendent toujours à sa contraction. Durant toute cette période, la pupille demeure insensible à la lumière*, sauf dans les cas où ce réflexe n'était pas aboli pendant la période tonique, c'est-à-dire dans les cas d'épilepsie partielle avec conservation de la connaissance.

d. *Période de stertor.* — Durant cette période, on peut observer encore, dans un grand nombre de cas, des modifications pupillaires qui peuvent grandement éclairer sur l'existence réelle de l'épilepsie.

Nous avons observé nous-même 10 cas de stertor (Obs. XLIII à LII) et nous en avons trouvé 15 autres rapportés par les auteurs (Obs. IV, VII, X, XI, XIII, XIV, XVII, XIX, XXI, XXIII, XXIV, XXV, XXXI, XXXII, XXXVI, XL), soit en tout 25 observations.

Dans le plus grand nombre des cas, 13 fois (Obs. IV, VII, XI,

XL, XLIII, XLIV, XLVI, XLVII, XLVIII, XLIX, L, LI, LII), nous avons observé, dès le début du stertor, un myosis maxima persistant plus ou moins longtemps pendant ce stertor. Après quelques oscillations s'est produit le retour progressif de la pupille à la normale.

C'est ce qu'avait déjà remarqué fort justement H. Jackson sur ses malades (*Lancet*, 21 novembre 1885), se basant sur les expériences de Vulpian, dont nous avons dit un mot, quelques lignes plus haut.

C'est ce qu'avait aussi remarqué Vitkowski (*Neurolog. Centralbl.*, 1884) quand il disait : Tout sopor pur s'accompagne de myosis.

La contraction se fait ordinairement rapidement, surtout quand le stertor est profond et calme. Dans ces cas, à la fin de la période convulsive, la pupille est très fortement contractée et peut arriver à être presque punctiforme au début du stertor. Quelquefois la contraction n'arrive pas aussi rapidement et est précédée d'oscillations de la pupille.

Nous avons noté 3 cas avec dilatation (Obs. X, XXV, XXXII), mais dans 1 cas (Obs. X) cette dilatation était très légère, et il y avait eu contraction pupillaire durant les périodes convulsives de l'attaque ; dans 1 cas (Obs. XIV) il y eut des oscillations très marquées de la pupille, qui était tantôt dilatée, tantôt contractée. Enfin, dans 2 cas (Obs. XIX et XXXVI) nous avons noté une *mydriase unilatérale*. D'après Thomsen (Obs. XXXVI), cette dilatation pourrait durer des heures et des jours après un simple accès d'épilepsie. Nous avons observé aussi nous-même ces faits chez la malade S..., qui fait le sujet de l'Obs. XLIII ; après une série d'attaques échelonnées sur cinq à six jours la malade présentait une mydriase légère d'un côté par rapport à l'autre, laquelle dura pendant deux jours, mais l'arrivée d'un nouvel accès égalisait le diamètre des deux pupilles. Il est à remarquer en effet que, du moins dans les épilepsies idiopathiques, l'*attaque d'épilepsie tend à rendre les pupilles égales ;* plusieurs auteurs l'ont observé comme nous.

Dans 2 cas (Obs. XIII, XLV), la pupille n'a pas dépassé le diamètre normal pendant le sopor, mais elle avait subi des oscillations, la pupille étant dilatée à la fin de la période clonique.

Nous avons laissé de côté trois observations qui se rapportent à l'état de la pupille après des séries d'accès (Obs. XIII, XXI, XXIII). La pupille a toujours été dilatée. Après 100 accès (Obs. XXI), la dilatation était exagérée et s'est maintenue telle ; il en est de même pour l'Obs. XXIII.

Dans le myosis maxima du début du sopor, la pupille est insensible à la lumière ; plus tard, elle réagit dès que le retour à la normale s'effectue.

En somme, la période de sopor est caractérisée par des variations pupillaires consistant *le plus généralement en un myosis qui succède à la période clonique ; ce myosis avec insensibilité à la lumière augmente rapidement (quelquefois avec lenteur), et la pupille peut arriver à être punctiforme. Puis, par une série de modifications successives, la pupille retourne à la normale. Quelquefois on note des oscillations marquées de dilatation et de contraction, d'autres fois on note une mydriase unilatérale, d'autres fois enfin, mais rarement, une dilatation qui peut être plus ou moins marquée.*

e. *Réveil et période qui suit le réveil.* — Le malade étant revenu à lui, la pupille poursuit sa marche vers la normale. Dans certains cas (Obs. VI, XIV, XLVI XLVII), dès le réveil, la pupille est presque normale ; dans d'autres cas, le retour est plus lent, le stertor et l'égarement étant plus durables (XLIII, XLIV, XLV). Dans les cas où il y a eu une forte série d'accès les pupilles sont dilatées et demeurent longtemps ainsi ; le plus ordinairement, il est vrai, il y a coma et troubles respiratoires.

Nous devons dire encore un mot des *épilepsies larvées,* des épilepsies internes, qui ne se traduisent pas au dehors par des mouvements convulsifs. Dans ces cas, la pupille est un signe excellent qui à lui seul peut traduire extérieurement une attaque d'épilepsie. Nous avons déjà vu la possibilité du fait chez les animaux curarisés de Vulpian et de F. Frank. Dès que l'excitation était portée sur le cerveau on observait une magnifique dilatation pupillaire qui était le seul, mais invariable signe de l'attaque. Nos observations II, X, XIII, le vertige de l'Obs. XXVIII, sont des exemples de ce genre.

2° Vertiges.

Nous devons dire un mot des vertiges. Nous en avons observé, de près, 4 cas. Nous n'en donnons pas la relation ici. Mais dans ces cas nous avons toujours constaté une dilatation très forte de la pupille précédant la rotation de la tête, s'exagérant pendant le vertige et disparaissant ensuite rapidement après quelques petites oscillations.

D'après cette étude synthétique, on voit combien sont variables les phénomènes pupillaires, en général, et chez un même individu, pendant les diverses périodes d'une attaque d'épilepsie.

Nous voudrions montrer maintenant quel est le type le plus fréquent de l'accès d'épilepsie. On n'aura qu'à lire les observations placées à la fin de ce travail pour se renseigner sur les différentes modifications que revêt la pupille dans les diverses formes d'attaques.

Cas type. — Dans la majorité des cas, l'attaque d'épilepsie se traduit par une période prémonitoire précédant l'attaque de quelques secondes. On a alors ordinairement une dilatation rapide des pupilles, et quelquefois au contraire de la contraction.

Dès que commencent les convulsions toniques, la pupille continue à se dilater jusqu'à l'acmé des convulsions, où elle arrive à la mydriase maxima.

Dès qu'arrive la période clonique, la pupille commence à osciller, tend à diminuer de diamètre, et vers le milieu de cette période elle diminue sensiblement pour arriver à la fin à être contractée, par rapport à la normale, ou tout au moins par rapport à la dilatation antérieure. Si le stertor est pur, la pupille arrive rapidement à une forte contraction, à un myosis maxima, avec insensibilité à la lumière. Puis elle revient à peu près à la normale progressivement ou à la suite d'oscillations, et cette marche vers la normale se continue au réveil.

Physiologie pathologique. — A quoi attribuer ces variations de la pupille dans ces diverses périodes? Nous avons discuté tout au long dans notre première partie les rapports qui pouvaient exister *entre les troubles circulatoires* produits par l'attaque et les modifications pupillaires. Nous avons conclu à la non-existence d'un rapport direct entre ces deux phénomènes.

Devons-nous attribuer ces modifications aux *troubles respiratoires?* Il ne semble pas qu'il faille s'arrêter à cette idée, car tantôt l'arrêt de la respiration a coïncidé avec une contraction de la pupille, tantôt avec une dilatation, et d'ailleurs la série des modifications pupillaires n'est pas accompagnée d'une série analogue de modifications respiratoires. Dans la période de stertor, entre autres, la pupille est absolument en dehors de l'influence de la respiration. D'ailleurs, la dilatation ne peut pas dépendre des troubles respiratoires, puisque cette dilatation subsiste chez les animaux épileptiques curarisés.

Elle est évidemment de provenance centrale, et nous devons nous rattacher aux idées de H. Jackson et comprendre que les modifications pupillaires sont sous la dépendance de l'état potentiel de la cellule nerveuse.

La lésion, de quelque nature qu'elle soit, provoque dans les centres ou dans les cellules, en général, une charge à tension élevée, de telle sorte que dans certaines conditions vitales ils se déchargent subitement, comme par explosion et s'épuisent aussi pour un temps.

Or, nous savons d'après notre étude expérimentale que l'excitation cérébrale ordinaire tient la pupille en dilatation moyenne, luttant contre les influences externes qui la font contracter. On ne sera pas étonné qu'une décharge cérébrale aussi violente que celle qui se produit dans les attaques d'épilepsie amène une dilatation marquée des pupilles et tienne en respect toutes les influences extérieures.

Mais après une pareille émission de force, après une « exhaustion » si considérable, suivront des effets de dépression d'autant plus marqués que la décharge aura été plus forte. C'est ce qui *fait que les pupilles deviennent très petites après de fortes attaques épileptiques.*

Vulpian avait déjà noté ce fait chez les animaux, nous l'avons trouvé constant chez nos lapins à attaques toniques et cloniques fortes.

Jackson l'avait remarqué cliniquement, Vitkowski et Siemens en avaient fait une règle clinique; dans presque toutes nos observations personnelles nous l'avons aussi constaté.

Ce qui fait ressortir encore cette influence du cerveau sur la pupille, c'est qu'après le stertor, dès que le réveil se produit, la pupille revient progressivement à son état normal, annonçant de nouveau l'antagonisme normal entre les réactions cérébrales et celles du monde extérieur. Mais dans beaucoup de cas, cette dilatation se reproduit lentement indiquant par là l'état de faiblesse de la cellule.

CHAPITRE III

Des modifications de la pupille dans les attaques d'Hystérie et d'Hystéro-Épilepsie.

L'hystérie, encore plus que l'épilepsie, est une maladie du système nerveux qui est ordinairement fonctionnelle ; mais elle peut être quelquefois symptomatique d'une lésion, d'une tumeur cérébrale, par exemple.

Les symptômes ordinaires à cette névrose ont été étudiés par de nombreux auteurs, et cependant les phénomènes qui se passent du côté des pupilles pendant l'attaque d'hystérie sont encore moins observés et moins connus que pour l'épilepsie.

Nous avons recueilli assez péniblement 7 observations d'hystérie ordinaire et 33 observations d'hystéro-épilepsie dans lesquelles ces phénomènes sont plus ou moins décrits, soit en tout 40 observations [1].

Nous avions d'abord songé à ajouter à ce nombre 20 observations relatives à l'état des pupilles pendant le sommeil hystérique, l'extase, la catalepsie, etc., mais nous avons pensé que nous devions sacrifier cette dernière partie à l'harmonie de notre travail.

Nous ne reviendrons pas sur la discussion de l'origine des attaques d'hystérie. Une grande partie de ce que nous avons dit pour l'épilepsie, dans notre première partie, peut s'appliquer aussi bien à l'hystérie. Comme le dit fort bien Gowers (*Lancet*,

[1] Nous devons tous nos remerciements à M. le professeur Grasset pour nous avoir permis d'observer, dans son service, une malade qui fait l'objet de notre observation VII. Remerciements aussi à notre ami Guibert.

avril 1880, pag. 516) « les phénomènes hystériques semblent »provenir d'une instabilité de la substance grise. L'excessive »violence des spasmes musculaires dans cette maladie n'est »guère comparable qu'à ce qui se passe dans les convulsions »de l'épilepsie. Ces phénomènes nous paraissent dus à une »hyperaction soutenue des centres qui se rapportent aux mou»vements dissociés ou coordonnés, aux émotions, etc.»

Nous n'avons pas besoin d'en dire plus long là dessus ; nous renvoyons à la partie expérimentale.

Nous étudierons les pupilles des hystériques non pas en dehors des attaques, nos données ne nous permettent pas d'aller jusque-là ; nous étudierons ce qui se passe avant, pendant la durée de ces attaques et au réveil.

I. Attaques d'Hystérie simple.

Parmi nos observations qui se rattachent aux attaques d'hystérie ordinaire, nous appelons l'attention sur l'une d'elles qui nous est personnelle (Obs. VII) et qui est fort intéressante en ce sens que nous avons pu suivre à notre aise, en différentes reprises, l'influence de l'attaque sur la pupille.

Nous allons rechercher maintenant les modifications qui se rapportent aux trois périodes suivantes : Avant, pendant et après l'attaque d'hystérie.

a. *Avant l'attaque.* — Nous ne pouvons nous baser ici que sur notre observation personnelle (Obs. VII). Il est vrai que nous avons pu observer six attaques chez cette même malade. Dans aucun cas nous n'avons vu la pupille subir une modification quelconque dans la période qui précède immédiatement les contractures ou les convulsions.

b. *Pendant l'attaque.* — Nous ne trouvons noté que six fois, dans les auteurs, l'état de la pupille à cette période. Sur ce nombre, la pupille a été cinq fois dilatée et une seule fois contractée. Mais cette dilatation ne varie que dans des limites étroites ; c'est une dilatation faible qui est loin d'atteindre la dilatation ordinaire des attaques d'épilepsie. Cependant dans l'observation v on note, coïncidant avec une forte rigidité, une dilatation exagérée des pupilles. Dans notre observation VII nous avons pu très bien observer que pendant les spasmes, et malgré l'intensité des contractures, la dilatation était très minime et ne dépassait pas 1 millim. dans sa plus forte expression. D'ailleurs, nous n'avons obtenu cette dilatation assez nette que dans les deux premières attaques ; dans toutes les autres, on avait plutôt affaire à des oscillations des bords libres de l'iris. Ces oscillations ont été très marquées, surtout dans la cinquième expérience, qui consiste en une attaque, non suggérée, mais provoquée par la pression des ovaires.

Quant au *réflexe lumineux*, il paraît généralement conservé. Dans les observations I et II, où il est rapporté, on note sa persistance pendant l'attaque d'hystérie, et nous l'avons obtenu dans son intensité normale chez la malade de l'observation VII. Donc, d'une façon générale, *pendant l'attaque d'hystérie ordinaire la pupille est légèrement dilatée, ou bien elle présente des oscillations rapides et une grande amplitude, et les réflexes lumineux demeurent normaux. Dès la fin de l'attaque, la pupille revient immédiatement à la normale.*

II. Hystéro-épilepsie.

Nous avons 33 observations (VIII à XL) recueillies chez divers auteurs et principalement dans les publications de Bourneville, de Féré et dans l'ouvrage si complet de Richer. Nous avons trouvé l'étude la plus complète des modifications pupillaires, dans l'attaque d'hystéro-épilepsie, dans une note de Féré publiée dans les *Archives de Neurologie* de 1882. Quelques auteurs, dont nous donnerons les noms ont aussi consigné leur opinion dans différents traités.

Nous étudierons à notre tour la pupille pendant les diverses phases de l'hystéro-épilepsie telles que les a décrites Charcot, c'est-à-dire que nous étudierons une période prodromique, une phase épileptoïde comprenant une période tonique et une période clonique, une période des grands mouvements et enfin une période d'attitudes passionnelles, délire et hallucinations.

a. *Période prodromique.* — Nous avons à l'étudier pour l'hystéro-épilepsie, comme pour l'épilepsie. Quatre observations (Obs. XXIII, XXIV, XXXV, XXXIX) nous permettront de juger de l'influence de cette période sur la pupille. Trois fois sur ces quatre observations, nous avons eu une forte dilatation ; dans la seule observation XXXIX nous n'avons pas eu de modifications. Féré, qui rapporte cette dernière, ne nous paraît pas très précis à cet égard, tandis que les trois observations avec dilatations prodromiques sont fort nettes. L'observation XXXV, entre autres, ne laisse aucun doute à ce sujet.

b. *Période épileptoïde.* — Nous devons distinguer ici la période tonique et la période clonique.

1° *Période tonique.* — 30 observations sur 34 se rapportent à cette période. Dans 20 observations, sur ces 30, c'est-à-dire dans 66,6 %, nous avons noté une dilatation plus ou moins forte pouvant atteindre un degré très considérable. Dans deux cas, il n'y a pas eu de modifications et dans un cas seulement des oscillations pupillaires. Dans quatre cas, nous avons noté de la contraction, c'est-à-dire dans 13 % des cas observés, seulement. On peut donc dire que dans la majorité des cas *la pupille se dilate dans la période tonique de l'attaque d'hystéro-épilepsie.* Tel ne paraît pas être l'avis de Féré (*Arch. de Neurol.*, 1882, tom. III). En effet, voici ce que dit cet auteur : « Dès que la face commence à se figer par la contraction tonique qui précède la torsion de la tête, on voit la pupille se rétrécir rapidement et demeurer immobile. Pendant toute la période tonique la pupille reste contractée ». Féré se base sur ses deux observations personnelles pour admettre cet état contracté de la pupille dans la période tonique de l'hystéro-épilepsie. Il nous semble que nos résultats, s'appuyant sur une trentaine de faits, tous recueillis par des auteurs dignes de foi, doivent s'appliquer à la majorité des cas et par suite être plus près de la vérité. D'ailleurs Bourneville, Mills, Drouin, ont aussi constaté d'une manière générale cette dilatation de la pupille à cette période.

2° *Période clonique.* — Nous pouvons dire que, d'une façon générale, la pupille demeure dilatée pendant les convulsions cloniques. Sur neuf observations qui donnent des détails sur l'état de la pupille à cette période, huit (Obs. IX, XXI, XXVI, XXVII, XXVIII, XXXIV, XXXIX, XL) signalent cette dilatation ; dans une seule (Obs. XIX), nous trouvons notée une contraction pupillaire.

Nous ne pouvons donc que partager l'avis de Féré, non pas quand il avance que la pupille ne commence à se dilater qu'à ce moment-là, mais quand il dit que *pendant toute la durée des mouvements cloniques la pupille est fortement dilatée.*

c. *Période de contorsions* (Clownisme). — Cinq observations seulement (Obs. XXVIII, XXXVII, XXXVIII, XXXIX, XL) nous donnent des renseignements suffisamment précis sur cette phase de l'attaque. Dans tous ces cas, nous avons noté de la *dilatation*.

d. *Période d'attitudes passionnelles et de délire.*— Dans presque tous les cas, les auteurs notent de la dilatation des pupilles, surtout quand à cette phase se surajoutent des hallucinations, des phénomènes de catalepsie ou d'extase.

Dans les Obs. XX, XXVIII, XXIX, on note une dilatation très considérable. Quand il se joint des phénomènes cataleptiques, avons-nous dit, la dilatation pupillaire s'exagère. C'est là le cas de l'Obs. XXVII, c'est encore le cas de l'observation citée par

P. Richer à la pag. 471 de son Livre consacré à l'hystéro-épilepsie : « A la suite d'attaques d'hystéro-épilepsie, état cataleptique, hallucinations, pupilles fixes, excessivement dilatées ».

Dans d'autres cas, ce n'est plus la catalepsie, mais du somnambulisme qui se mélange à cette période. Dans ces cas (Obs de P. Richer, *loc. cit.*, pag. 303, et de Despine, *Ann. méd. psych.*, 1876, pag. 321), les pupilles étaient fixes et dilatées.

Les hallucinations qui surviennent pendant cette phase délirante ont aussi une grande influence sur la pupille. C'est à elles que l'on doit attribuer ces alternatives de rétrécissement et de dilatation dont parle Féré. Ce dernier auteur fait, de ce sujet, une étude très intéressante qu'il a consignée dans les *Archives de Neurologie* de 1882.

e. *Réveil.* — Dès le réveil les pupilles reviennent toujours *immédiatement à la normale* (Obs. XXII, XXXVII, XXXVIII). Ce n'est que dans les cas où le malade avait des séries d'attaques, était en état de mal, que les pupilles demeuraient dilatées, quelquefois assez longtemps après la cessation des attaques.

Il nous reste à dire un mot sur l'*état des réflexes* pendant les diverses périodes de l'attaque d'hystéro-épilepsie. Il résulte de nos recherches que tantôt ils sont abolis (IX, XIX, XXIX, XXX), tantôt conservés (XI, XIV, XVII). Il n'en est pas moins vrai que, même dans la période de plus forte dilatation, en pleine attaque d'hystéro-épilepsie, on a vu aussi souvent la pupille sensible à la lumière qu'immobile devant cette dernière. Féré d'ailleurs note que dans certains cas la pupille est influencée par la lumière, qui provoque un rétrécissement très net. Ces cas-là paraissent bien plus fréquents que dans l'attaque d'épilepsie.

CHAPITRE IV.

Comparaison entre les attaques d'Épilepsie, d'Hystérie et d'Hystéro-Épilepsie.

La période prodromique peut-elle nous fournir quelque renseignement utile au diagnostic?

D'abord il sera bien difficile, dans la majorité des cas, de pouvoir observer cette phase. Cependant, si l'on assistait à des attaques en série, il serait possible de noter l'état des pupilles. Malheureusement, dans l'épilepsie comme dans l'hystéro-épilepsie, nous voyons se produire, à ce moment, les mêmes phénomènes; dans la majorité des cas, avant l'apparition des mouvements toniques, la pupille se dilate. Nous avons vu que, dans quelques cas, elle est contractée chez l'épileptique, mais il peut en être de même dans la phase prodromique de l'hystéro-épilepsie.

Période tonique. — Dans cette période tonique, nous nous trouvons encore en présence de difficultés. Cependant nous trouverons certains caractères pupillaires différentiels assez nets.

Dans l'hystérie simple, nous avons vu que la dilatation était rarement marquée, que c'était plutôt un mouvement de dilatation léger, bien souvent une simple oscillation pupillaire avec des poussées de dilatation. D'ailleurs, pendant toute cette période, la pupille demeure sensible à la lumière comme dans la normale.

Dans l'épilepsie au contraire, dans la très grande majorité des cas, on constatera une dilatation forte, progressive, atteignant au bout de peu de temps une dilatation maxima pouvant atteindre 8 millim., et s'y maintenant pendant toute cette période, sans oscillation. Dans l'immense majorité des cas, cette dilatation s'accompagnera d'immobilité reflexe à la lumière.

Dans l'attaque d'hystéro-épilepsie, nous nous rapprochons beaucoup des phénomènes observés durant la période tonique de l'épilepsie. Dans la grande majorité des cas, il y a aussi dilatation pupillaire, mais les réflexes à la lumière sont souvent normaux, et la dilatation n'a pas les caractères de progression et de stabilité que nous lui avons vus dans l'épilepsie.

Période clonique. — Dans cette phase, la pupille de l'épileptique présente, dans un grand nombre de cas, des modifications typiques. Tandis que dans l'hystérie les pupilles, pendant toute la période clonique, de même que pendant les périodes convulsives qui suivent, demeurent très dilatées ou bien retournent rapidement à la normale, dans l'attaque d'épilepsie, la pupille, dilatée au maximum pendant la période tonique, tend à décroitre bientôt après le début de la période clonique. Elle se contracte progressivement jusqu'à la fin, quelquefois très vite, quelquefois plus lentement, subissant dans quelques cas des oscillations variables, mais, dans la plupart des attaques, la fin de cette période se marque par du myosis. Les pupilles de l'épileptique pendant cette période sont encore insensibles à la lumière.

Dans la période de *stertor*, nous trouvons encore des éléments de diagnostic. Dans les attaques d'hystérie ordinaire, dès le réveil, la pupille redevient normale dans ses dimensions et dans ses réflexes. Il en est de même dans les attaques isolées d'hystéro-épilepsie.

Au contraire, à la fin des mouvements convulsifs et dans les premiers moments du stertor pur, chez l'épileptique, nous notons une contraction énergique de la pupille, le *myosis maxima* avec abolition des réflexes lumineux. De plus, pendant le stertor, ce myosis peut persister un temps plus ou moins long, continuer pendant le sommeil, et, lorsque le malade revient à lui, la pupille ne retourne que lentement et progressivement à l'état normal. A ce moment elle réagit à la lumière.

Nous avons vu que c'était absolument le contraire chez l'hystérique.

Dans certains cas, une *mydriase unilatérale* persistant quelques heures pourra aider à porter le diagnostic d'épilepsie.

Enfin il est des phénomènes qui appartiennent à l'hystéro-épilepsie et qui dans les cas douteux enlèveront tous les doutes. Pendant la dilatation pupillaire de l'attaque convulsive d'hystéro-épilepsie, la compression ovarienne ramènera instantanément la pupille à ses dimensions normales. Ces faits, rapportés par Féré, seront précieux à mettre en œuvre dans certains cas.

CONCLUSIONS GÉNÉRALES.

I.

1 Les phénomènes pupillaires, dans le cours des réactions épileptiques, reconnaissent pour cause une action purement nerveuse et sont indépendants de toute modification vasculaire concomitante. L'influence des phénomènes d'ordre psychique et des excitations corticales directes le démontrent suffisamment.

Si l'on généralise cette origine des réactions pupillaires à toutes les réactions épileptiques produites simultanément, on dira que cette action nerveuse a très probablement son point de départ dans l'irritation de la cellule nerveuse, produisant chez l'épileptique une décharge plus ou moins violente des cellules pathologiquement en hypertension.

2. Chez l'animal, l'attaque convulsive d'épilepsie peut être précédée, de quelques secondes, d'une dilatation pupillaire.

Les pupilles sont simultanément et fortement dilatées pendant la période tonique et continuent à se dilater pendant la première partie de cette période jusqu'à un maximum. Pendant la période clonique, la pupille, d'abord dilatée au maximum, se contracte peu à peu jusqu'à un myosis maxima qui se produit rapidement une fois l'attaque finie. Au bout de quelque temps, les pupilles se dilatent de nouveau et reviennent lentement à la normale.

Les pupilles sont insensibles à la lumière pendant la durée des mouvements convulsifs et du myosis maxima.

Le degré de dilatation pupillaire est en rapport avec l'intensité de l'excitation nerveuse centrale.

3. Les modifications pupillaires qui dépendent réellement de l'épilepsie sont différentes de celles qui sont sous la dépendance de l'excitation du bulbe. (Van der Kolk.)

II.

A. Épilepsie.— 1° *La pupille chez l'épileptique, en dehors des attaques*, est impuissante à traduire un état cérébral chronique particulier. On ne peut pas se baser, en clinique, sur quelques différences très légères entre les pupilles de l'épileptique et celles de l'homme sain pour porter un diagnostic d'épilepsie. En effet :

— Le *diamètre* de la pupille est en moyenne chez l'homme sain de 3^{mm},74 et chez l'épileptique de 3^{mm},92.

— L'*inégalité* des pupilles est à peu près aussi fréquente chez l'homme sain que chez l'épileptique ; elle parait dépendre d'une asymétrie faciale.

— Les *réflexes à la lumière* existent au même degré chez l'épileptique et chez l'homme normal. Ils ne sont abolis que dans des cas très rares.

La durée du passage de la dilatation à la contraction stable est pour l'homme sain de 1″,50 et pour l'épileptique de 1″,68.

La durée du passage de la contraction à la dilatation est plus longue que le réflexe précédent de 1/3 à une moitié de seconde, mais il n'y a pas de différence sensible entre l'homme sain et l'épileptique.

Stabilité. — D'après nos recherches, la pupille de l'épileptique se contracte bien devant une lumière vive. Après la production de la légère oscillation physiologique, elle demeure aussi stable que la pupille normale, c'est-à-dire n'a aucune tendance à revenir à une dilatation moyenne malgré la persistance de la lumière. En effet, le myosis stable de l'homme sain, qui est en moyenne 2^{mm},24, mesure chez l'épileptique 2^{mm},27.

La durée du *réflexe consensuel total* diffère peu chez l'homme sain et chez l'épileptique (4 secondes pour le premier, 3″,6 pour le second).

La réaction *des pupilles à l'excitation des nerfs* sensibles n'indique rien de précis.

2° *État des pupilles pendant l'attaque d'épilepsie :*

a. Pendant la *période prodromique,* la pupille, dans la majorité des cas, se dilate fortement.

b. Pendant la *période tonique* les pupilles sont ordinairement dilatées (83,57 %). Elles se dilatent largement jusqu'à une mydriase maxima qui correspond à l'acmé des convulsions toniques et se maintient ainsi, avec insensibilité à la lumière, jusqu'au début des convulsions cloniques.

c. — Pendant la *période clonique.* — Dans la grande majorité des cas (84,3 %) la pupille est dilatée.

Cette dilatation commence bientôt à diminuer ; elle diminue progressivement ou passe par une série d'oscillations qui tendent à la contraction.

d. *Stertor*— Cette contraction, déjà considérable à la fin de la période clonique, aboutit souvent à un myosis maxima au début de la période de stertor ; elle dure pendant un certain temps, puis tend à revenir à la normale.

e. *Réveil.* — Au réveil, la pupille marche vers la normale. Après des séries d'accès, les pupilles peuvent demeurer dilatées.

3° Dans le *vertige,* on constate ordinairement une dilatation marquée débutant avec le changement d'expression de la face, persistant pendant toute la durée du vertige et disparaissant aussitôt après, avec quelques légères oscillations.

B. Hystérie ordinaire. — D'une façon générale, la pupille est légèrement dilatée ou ne se dilate même pas, mais présente des oscillations marquées de dilatation et de contraction ; les réflexes lumineux demeurent normaux. Dès la fin de l'attaque, les pupilles reviennent instantanément à la normale.

C. Hystéro-épilepsie.

a. *Période prodromique* ; ordinairement dilatation des pupilles.

b. *Période épileptoïde :*

Période tonique et clonique. — D'une façon générale (66 %), la pupille est dilatée.

c. *Période des contorsions* (clownisme). — La pupille demeure dilatée.

d. — *Période des attitudes passionnelles, délire.* — La dilatation de la pupille est la règle. Cette dilatation s'exagère quand se manifestent des hallucinations, de l'extase, de la catalepsie ou encore des phénomènes de somnambulisme.

e. *Au réveil*, la pupille revient immédiatement à la normale sauf quand il y a eu une série d'accès. Les pupilles, dans ce cas, sont dilatées, au réveil, et demeurent dilatées.

Dans une grande partie des cas, les réflexes lumineux sont conservés dans les diverses périodes de l'attaque.

OBSERVATIONS

A. Épilepsie.

1° Observations recueillies dans les auteurs.

Obs. I. — Magnan (*Soc. de Biologie*, 1er mars 1873). Femme, 25 ans. Grandes attaques d'épilepsie ordinaire. Dès le début de la période tonique, *dilatation simultanée* des pupilles. L'auteur note cette même dilatation de la période tonique dans d'autres attaques incomplètes.

Obs. II. — Parrot (*Rev. de Méd.*, 1882). Observe une femme ayant trente attaques successives. Tantôt attaques fortes généralisées, tantôt secousses isolées, tantôt seulement d'attaques caractérisées simplement *par une dilatation pupillaire.*

Obs. III. — Ballet et Crispin (*Arch. de Neurologie*, VIII, pag. 129). Épilepsie partielle vraie. Les pupilles se dilatent d'une façon très nette immédiatement avant le début des convulsions ; dès le début des convulsions toniques, au contraire, les pupilles deviennent contractées, mais dès que la déviation de la tête et des yeux se produit, c'est-à-dire assez rapidement, les *pupilles se dilatent* et cette dilatation dure pendant toute la période tonique et la période clonique. Les convulsions étant limitées à gauche, la pupille droite est toujours un peu plus dilatée que la gauche, surtout au moment des attaques.

Autopsie : Encéphalite parenchymateuse des centres moteurs de l'hémisphère droit.

Obs. IV. — Siemens (*Neurolog. Centralb.*, 1882). Épilepsie par ergotisme épidémique. Le cri s'accompagne de myosis maxima, mais ce myosis, dès la période des convulsions toniques, se transforme en mydriase maxima. A la phase d'acmé de la période convulsive, dilatation excessive, sans réaction à la lumière. Période clonique, pupilles encore dilatées, mais moins. Pendant le stertor, les pupilles diminuent, et finalement on a un myosis prononcé, sans réaction des pupilles à la lumière.

Obs. V. — Hadden (*Brain*, 1888, tom. XI, pag. 523). Chute. Plus tard attaques épileptoïdes. En dehors des attaques, pupilles égales réagissant bien à la lumière. Un jour, on le trouve dans un état de stertor, *pupilles petites et égales*, ne réagissant pas à la lumière ; — au bout d'un moment, comme l'on examinait ses yeux, on voit tout à coup les pupilles se dilater rapidement, malgré la lumière, et quelques secondes après surviennent des convulsions toniques, puis cloniques, pendant lesquelles les pupilles demeurent dilatées alors même que le mouvement clonique avait commencé. On observe d'autres attaques avec les mêmes phénomènes.

Obs. VI. — KEEN (*Amer. J. of med. Sc.*, 1888; Obs. I). T. D.... 26 ans. Attaques d'épilepsie à 23 ans. Pendant l'attaque convulsive les pupilles se dilatent, mais la droite est plus dilatée que la gauche. Le réflexe à la lumière n'est pas aboli. On peut observer plusieurs attaques chez ce même individu ; pendant la période clonique, la pupille mesure 6 à 7 millim.

A la fin des convulsions, les pupilles se contractent fortement, retombent à 2, à 3 millim. de diamètre et sont mobiles à une forte lumiere. Au bout de quelque temps, le malade se lève et les pupilles reviennent à la normale.

Obs. VII. — (*Idem* ; Obs. III). Homme de 22 ans. En dehors des attaques, pupilles normales. Pendant l'attaque, convulsions d'abord localisées puis généralisées ; les pupilles, d'abord dilatées, se contractent.

Obs. VIII. — LLYOD AND DEAVER (*Amer. J. of med. Sc.*, 1888). Homme, 35 ans. Chute. Plus tard, attaques d'épilepsie à gauche consistant en spasmes cloniques : *Pupilles largement dilatées et immobiles*. En dehors des attaques, pupilles normales.

Obs. IX. — OGLE (*Medico-chir. Transact.*, vol. XLII). S..., 46 ans. Épilepsie. A l'état normal, pupilles dilatées mais égales. Les deux pupilles sont très dilatées pendant l'attaque.

Obs. X. — LEROY (Th. Paris, 1880, n° 350; Obs. I). A..., 22 ans. Accès d'épilepsie : yeux fixes, cri, etc., puis phase tonique ; pupilles légèrement contractées ; secousses cloniques et résolution complète pendant laquelle les pupilles se dilatent un peu.

A l'*autopsie* : Piqueté de la partie antérieure des 1re et 2e frontales droites.

Obs. XI. — Leroy (*Idem.*; Obs II). L. M..., 34 ans. Attaques fréquentes. L'accès débute par un cri, le malade devient pâle et les pupilles ne sont pas dilatées. Frotte le parquet et s'éveille. Après l'accès, les pupilles *se contractent*.

Obs. XII. — Leroy (*Idem.*; Obs. V). D. A..., 11 ans Rotation des yeux à gauche. Rigidité. Pupilles légèrement dilatées.

Obs. XIII. — Leroy (*Idem.*; Obs. VI). Cette malade a de véritables accès d'épilepsie interne. Tout à coup, étant dans le décubitus et les paupières baissées, celles-ci s'écartent, les pupilles, contractées, se dilatent, puis secousses cloniques et stertor. Après l'accès, pupilles normales. Cependant, après une série d'accès, la malade, affaissée et sans parole, a les pupilles *dilatées*.

A l'*autopsie* : Petite tumeur du pied de la 3e frontale.

Obs. XIV. — Leroy (*Idem.*; Obs. VII). Au début de l'accès, fixité du regard, puis période tonique avec *pupilles très dilatées*. Pendant le stertor, qui suit les mouvements cloniques, les pupilles varient beaucoup : tantôt elles sont très dilatées, tantôt l'une se dilate pendant que l'autre se contracte, etc. Après le stertor, pupilles égales et normales.

Obs. XV. — Leroy (*Idem.*; Obs. IX). Pupilles très dilatées pendant les convulsions.

Obs. XVI. — William Callender (*Med. chir. Trans.*, 1871, pag. 129). H..., 33 ans. Chute. Convulsions du côté gauche, puis généralisées. Pendant ses attaques, les pupilles restent entre *la contraction et la dilatation*.

A l'*autopsie :* Caillots dans la scissure de Sylvius, etc.

Obs. XVII. — Cant (*Lancet*, 7 mars 1891). H..., 34 ans. A l'état normal, pupilles moyennement dilatées réagissant bien à la lumière. Pendant la période tonique qui est très forte, pupilles fortement dilatées. Quand il revient à lui, les pupilles sont encore dilatées.

Obs. XVIII. — Hadden (*Lancet*, 1888, pag. 174). Enfant de 10 mois ; pupilles dilatées pendant les mouvements convulsifs.

Obs. XIX. — Percy Kidd (*Lancet*, 1885, pag. 564). Homme de 34 ans. Pendant ses attaques à caractère épileptiforme, *pupilles dilatées*, égales. Après une série de 9 à 10 attaques, survient un coma avec une pupille plus dilatée que l'autre (Abcès de la frontale ascendante gauche).

Obs. XX. — BOURNEVILLE (Th. Paris, 1870 ; Obs. XI). E .. Épilepsie hémiplégique. Après l'attaque, les pupilles sont immobiles et légèrement contractées.

Obs. XXI. — (*Idem.*; Obs. XI). Épilepsie hémiplégique droite, atrophie cérébrale. F. R..., 32 ans. Durant l'attaque, qui a lieu à droite, secousses toniques puis cloniques, avec *pupilles également dilatées*. Après une série d'attaques, les pupilles demeurent dilatées et non contractées. Après 133 accès, la dilatation pupillaire s'exagère entre les accès. Le lendemain, la malade a 100 accès, les pupilles demeurent très dilatées.

Obs. XXII. — BOURNEVILLE (*Recherches sur l'épilepsie*, etc., vol. VII, 1887, pag. 239). Lelon... Louis. Épilepsie. Après une série de 9 accès, pupilles moyennement dilatées. Meurt en état de mal.

Obs. XXIII. — BOURNEVILLE (*Idem.*, vol. V, 1885, pag. 2). Gra... François. Épilepsie partielle. Perte de connaissance ; paupières s'ouvrent, *pupilles se dilatent*, rigidité généralisée. Six à sept heures après une série d'attaques, le malade étant encore en stupeur : pupilles normales.

Obs. XXIV. — BOURNEVILLE (*Idem.*, pag. 30 ; Obs. XV). Mul... Albert. Épilepsie. Pendant la période tonique, paupières ouvertes, pupilles très dilatées.

Obs. XXV. — BOURNEVILLE (*Idem.*, pag. 39; Obs. XVI). Épilepsie idiopathique. Crest... Se renverse lentement, pâlit, période tonique avec dilatation des pupilles ; les pupilles sont aussi dilatées pendant la période clonique qui fait suite. Puis stertor prononcé avec pupilles entièrement dilatées pendant quatre minutes.

Obs. XXVI. — BOURNEVILLE (*Idem.*, 1876, pag. 19 ; Obs. II). Mourl..., 20 ans. Épilepsie ordinaire. Pas de cri, rigidité, pupilles à peine dilatées ; secousses cloniques, pendant lesquelles les pupilles ne subissent pas de changement sensible.

Obs. XXVII. — BOURNEVILLE (*Idem.*, pag. 24 ; Obs. V). Vug... Léontine, 23 ans. Épilepsie ordinaire, regard fixe, perte de connaissance, rigidité, paupières ouvertes, *pupilles dilatées*.

Obs. XXVIII. — BOURNEVILLE (*Idem*, pag. 51 ; Obs. II). S... Céleste, 17 ans. A des *vertiges* durant lesquels les pupilles sont légèrement dilatées et des *accès* dans lesquels la face pâlit, les paupières s'ouvrent et les pupilles sont très dilatées, pendant la période tonique.

Obs. XXIX. — **Féré** (*Les épilepsies*, pag. 25; Obs. VII). Chez son malade, pendant la période tonique, les pupilles sont fortement dilatées, elles demeurent larges pendant la période clonique, qui est très courte, et après le réveil.

Obs. XXX. — **Herpin** (*Traité de l'épilepsie*, pag. 71; Obs. XI). Ne voit sa malade que demi-heure après l'accès d'épilepsie, les pupilles étaient extrêmement dilatées. Le lendemain, les pupilles sont naturelles.

Obs. XXXI. — **Herpin** (*Idem.*, pag. 101). Épilepsie ordinaire. Après un accès, Georges a les *pupilles dilatées.*

Obs. XXXII. — **Charcot** (*Leçons*, tom. I, pag. 378). Cheval... Edmée. Avant chaque accès d'épilepsie, les pupilles se dilatent largement, et on fait cette observation à plusieurs reprises. A la suite d'une série d'accès, coma et pupilles moyennement dilatées.

Obs. XXXIII. — (*Iconographie phot. de la Salpêtrière*, 1878, pag. 36; Obs. IV). Gra... Marguerite. Atrophie cérébrale. A la suite d'un accès tonique, les pupilles sont encore dilatées, mais reviennent vite à la normale.

Obs. XXXIV. — (*Idem.*, 1878, pag. 64). Épilepsie partielle tonique. Br... Accès avec contractures de tout le côté droit, pupilles dilatées.

Obs. XXXV. — (*Idem.*, pag. 82). Pendant un fort accès d'épilepsie vibratoire tonique, les pupilles ne changent pas.

Obs. XXXVI. — **Thomsen** (*Archiv. f. Psych.*, XVII). A vu dans un cas une mydriase unilatérale survivant des heures et des jours à un accès d'épilepsie ordinaire.

Obs. XXXVII. — **Danillo** (*Arch. de Neurol.*, 1883, vol. VI, pag. 217). Femme, 22 ans. Épilepsie partielle gauche. Les convulsions s'accompagnent de contractions de la pupille.

Obs. XXXVIII. — **Pitres** (*Revue de Médecine*, 1888, pag. 624; Obs. VII). Ba..., 44 ans. Épilepsie partielle droite. Accès convulsifs avec *pupilles égales, moyennement dilatées et sensibles à la lumière.*

Obs. XXXIX. — **Sieveking** (*On epilepsy*, pag. 64). Cite un cas dans lequel il survenait si régulièrement avant chaque attaque une *contraction des pupilles*, que la mère, qui observait beaucoup son enfant, se basait sur ce signe pour prévoir l'arrivée prochaine de l'attaque.

Obs. XL. — Sieveking (*Idem.*, pag. 226). E. C..., 24 ans. Épilepsie ordinaire. Attaques fréquentes. Dans l'intervalle, les pupilles *sont contractées*. Immédiatement avant l'attaque la pupille *se dilate à son maximum* et continue à demeurer dilatée pendant toute l'attaque, se contractant rapidement dès que celle-ci est terminée.

Obs. XLI. — Sieveking (*Idem.*, pag. 281). D. C..., femme de 17 ans. Pendant les attaques, tête déviée à droite, miction, *dilatation des pupilles*.

Obs. XLII. — Féré. Aurait noté chez un de ses malades, immédiatement avant la production des phénomènes convulsifs, un *rétrécissement* pupillaire suivi de *dilatation*.

2° Observations personnelles.

(Service du professeur Mairet).

Obs. XLIII (personnelle). — S..., âgée de 27 ans. Attaques d'épilepsie idiopathique fréquentes. Diamètre pupillaire normal = 4 millim.

Le 25 mars 1891, cette malade a une série d'attaques. Elle en a 16 à des intervalles assez rapprochés. Nous arrivons vers la fin de la douzième attaque. Nous nous asseyons à côté de la malade, qui est couchée, et ne quittons pas ses pupilles des yeux. Tout à coup, les paupières s'ouvrent largement, le regard devient fixe et les pupilles se dilatent au maximum, de façon à atteindre un diamètre de 7 millim. Au bout de quelques secondes, déviation de la tête et des yeux à gauche. La face grimace, contractures des lèvres et des paupières, puis convulsions toniques généralisées intenses. La face devient violacée, et pendant toute cette période les pupilles sont contractées et mesurent 3mm,5 de diamètre environ au lieu de 7.

A la fin de la période tonique et quand débutent les convulsions cloniques, les pupilles se dilatent de nouveau mais sans atteindre la dilatation de tout à l'heure ; elles mesurent environ 6 millim. de diamètre. Vers la fin de la période clonique, les pupilles se contractent de nouveau et arrivent à 3 millim. de diamètre. En même temps se produit la pâleur de la face, et, quelques secondes après, c'est-à-dire en dehors du globe, la pupille devient très contractée, à 1 millim. ou $1^{mm},5$ et demeure ainsi jusqu'au moment où une nouvelle dilatation subite et énergique annonce la venue d'une nouvelle attaque.

Ces mêmes phénomènes se sont répétés six à sept fois, sous nos yeux, pour autant d'attaques. A la seizième, la dernière, mêmes phénomènes encore, mais le stertor se prolonge et est suivi de sommeil et de résolution. Les pupilles deviennent très contractées et égales à 2 millim. environ. Puis la pupille se dilate légèrement et progressivement, et, quarante minutes après l'attaque, les pupilles sont à peu près normales comme diamètre.

Nous avons pu suivre cette malade dans d'autres circonstances. Du 16 au 17 mars 1891, elle a 18 attaques; le 17, elle a encore 4 attaques; le 18, elle en a 3. Le matin du 18, les pupilles sont contractées, à 3 millim. environ, décubitus dorsal, affaissement. Dans le courant de la journée, la pupille s'agrandit insensiblement, et dans la soirée elle est revenue à son état normal. Les jours suivants, sans attaques, les pupilles sont égales et réagissent mal à la lumière.

Obs. XLIV (personnelle). — M. Car..., atteinte d'épilepsie idiopathique. Diamètre pupillaire normal, $3^{mm},8$. Attaque forte. Nous arrivons dès le début de la période clonique. Dès ce moment, les pupilles sont très dilatées, atteignent un diamètre de $7^{mm},5$. Cette période tonique est très prolongée et violente. Au moment où finit la phase tonique et où vont commencer les mouvements cloniques, la pupille diminue progressivement et rapidement, car cette période clonique est très courte. C'est ainsi que les pupilles tombent de $7^{mm},5$ à $5^{mm},5$, à 4 et 3 millim. Tout à fait à la fin de la période clonique, au début du stertor, la pupille est à peu près *punctiforme* et demeure contractée pendant toute la durée du stertor, puis se dilate progressivement et revient aux dimensions normales.

Obs. XLV (personnelle). — Pau..., épilepsie coïncidant avec la ménopause et revêtant tous les caractères de l'épilepsie idiopathique. Le diamètre normal de ses pupilles est de $3^{mm},6$. Attaque très forte. La malade a d'abord une déviation de la tête et des yeux, puis les paupières s'ouvrent, et l'on voit se produire une dilatation très considérable des pupilles, dilatation qui arrive au chiffre de 8 millim. Insensibilité à la lumière. La dilatation persiste pendant les deux périodes convulsives, tend à diminuer pendant la période clonique, puis elle diminue rapidement pendant la phase du stertor qui suit l'attaque. Elle est encore, au début du stertor, plus dilatée que d'ordinaire, est à $4^{mm},3$ et présente alors des oscillations rapides. Quelques heures après l'attaque, les pupilles encore contractées, reviennent ensuite à la normale.

Obs. XLVI (personnelle). — P..., attaque d'épilepsie idiopathique. Attaque forte. Nous observons la pupille pendant la période tonique et nous constatons une dilatation bien nette. Cette dilatation persiste pendant la période clonique, puis, à partir du milieu de cette période, la pupille diminue progressivement de diamètre, demeure contractée pendant une partie du stertor. Au réveil, contraction, retour lent à l'état normal.

Obs. XLVII (personnelle). — G... Jeanne, 18 ans. Attaques d'épilepsie idiopathique excessivement fortes. Dès le début de la période tonique, les pupilles sont largement dilatées à 6 millim., mais cette dilatation augmente, et à l'acmé des mouvements toniques le diamètre de la pupille mesure 8 millim., de telle sorte qu'il ne reste plus qu'un léger cercle irien. Pendant la période clonique, la pupille demeure encore dilatée, mais présente des oscillations et se contracte. Dès le début du stertor, la contraction marche très rapidement et la pupille se rétrécit à un diamètre de 2 millim. Cinq minutes après, le stertor, qui est très court, la connaissance revenant, les pupilles reviennent vers la normale.

Obs. XLVIII (personnelle). — G... On assiste à une attaque très forte. Période tonique violente et prolongée durant laquelle les pupilles se dilatent et arrivent à une dilatation maximum de 7 millim. 3/4. Dès le début de la période clonique, oscillations, puis le diamètre diminue et tombe après diverses oscillations à 5 millim. 1/4. Au début du stertor, la contraction a continué, la pupille a 4 millim. Elle se contracte encore davantage, puis au bout de plusieurs heures, on revoit la malade et on trouve les pupilles normales.

Obs. XLIX (personnelle). — A... Épilepsie simple. On n'observe pas la période convulsive. On voit le malade cinq minutes après l'attaque convulsive. Pendant le stertor, les pupilles sont contractées à 2 millim. de diamètre. Le stertor est suivi d'un sommeil profond. Quand on soulève brusquement les paupières du malade, on voit les pupilles excessivement concentrées. Elles reviennent lentement à la normale, qui est de $4^{mm},2$.

Obs. L (personnelle). — Pinc... Attaques d'épilepsie ordinaire. On ne peut voir les pupilles que pendant la période du stertor, la malade étant affaissée et égarée, mais ayant repris connaissance. Les pupilles sont contractées et réagissent à la lumière, avec plus de lenteur cependant que dans la normale.

Obs. LI (personnelle). — Trinq..., le 8 juillet 1891, nous trouvons la malade à la fin de sa période de stertor. Ses pupilles sont très contractées ; réflexes à la lumière existent mais ralentis.

Obs. LII (personnelle).— Chev..., épilepsie idiopathique. Après une série d'accès, myriase unilatérale.

B. Hystérie simple.

Obs. I. — Foord Caiger (*Lancet*, 1887, pag. 364). E. S..., domestique. Spasme hystérique affectant les membres et l'abdomen. Les pupilles réagissent bien à la lumière.

Obs. II. — Pitres (*Leçons sur l'hystérie*, 1891, tom. I, pag. 260), Attaque d'hystérie simple avec convulsions cloniques violentes et répétées. Les pupilles sont moyennement dilatées et réagissent bien à la lumière.

Obs. III. — P. Richer (*Études clin. sur la grande hystérie*, pag. 435). Garçon de 11 ans. Attaques d'hystérie ordinaire. Dans la première phase, constituée par de la raideur de tout le corps, le regard est fixe, les *pupilles dilatées*.

Obs. IV. — Fabre (*Annales méd. psych.*, 1875, pag. 354). Homme. Attaques convulsives d'hystérie. Le malade se tord sur son lit, pupilles contractées.

Obs. V. — (*Iconogr. de la Salpêtrière*, 1887, pag. I; Obs. I). Th. L..., 18 ans. Attaques d'hystérie ordinaire. Au moment de l'attaque, rigidité avec dilatation exagérée des pupilles. Dans l'intervalle des attaques, pupilles dilatées.

Obs. VI. — P. Voisin (*Maladies mentales*, 1826). Clém. F... Hystérie simple. Chute, mouvements toniques avec dilatation des pupilles.

Obs. VII (personnelle). — *Malade du service de M. le professeur*

Grasset. — Florine, jeune fille, présentant des attaques d'hystérie avec contractures.

A l'état normal, les pupilles mesurent, la droite 2^{mm},5, la gauche 2^{mm},9; réflexes normaux.

1re *Expérience*. — Comme dans ses attaques la malade a les paupières contractées et les yeux révulsés en haut; on l'endort par fixation du regard, et on lui ordonne, à son réveil, d'avoir une attaque pendant laquelle elle gardera les paupières ouvertes et regardera en face.

Au réveil, la malade a son attaque ordinaire, et on constate, en effet, que ses paupières sont moins contractées et que l'on peut observer la pupille.

Pendant cette attaque de contractures, les pupilles se dilatent, arrivent à 4 millim. et s'égalisent. Mais, aussitôt après l'attaque, la contraction normale reparaît en même temps que l'inégalité.

2e *Expérience*. — Mêmes résultats.

3e *Expérience*. — Même manière de procéder, même attaque. Cependant, on ne trouve plus la dilatation franche des pupilles constatée dans les deux attaques précédentes, mais plutôt des *oscillations* qui tantôt dilatent assez fortement la pupille, tantôt la resserrent. Réflexes lumineux conservés. Dès la fin de l'attaque, retour des pupilles à la normale.

4e *Expérience*. — On endort la malade par fixation du regard. Pendant ce sommeil provoqué, la pupille paraît *très légèrement* dilatée.

5e *Expérience*. — On amène une attaque franche, non plus par suggestion, mais en pressant la région ovarienne droite. Attaque semblable aux précédentes mais avec paupières contractées et révulsion des pupilles en haut. On arrive cependant à voir les pupilles. On note uniquement des *oscillations très nettes*, fréquentes qui amènent parfois une bonne dilatation. Réflexe lumineux bien conservé.

Dès le réveil, retour de la pupille à la normale.

C. Hystéro-épilepsie.

Obs. VIII. — Russel Reynolds (*Lancet*, 1877, pag. 678). Observation d'hystéro-épilepsie prise dans le service de Charcot. Pendant la phase tonique, pupilles plus petites que dans l'intervalle des attaques. L'auteur a suivi sa malade un grand nombre de fois.

Obs. IX. — Bourneville (*Rech. sur l'épilepsie*, etc., 1884, vol. IV, pag. 87). Buch... Jean, 13 ans. Grands mouvements des bras et des jambes, trépidations, pupilles modérément dilatées, sans réaction à la lumière.

Obs. X. — Bourneville (*Idem.*). Ce même malade a des attaques épileptoïdes ; tout à coup les yeux se convulsent en haut, on observe une *dilatation des pupilles* suivie de secousses tétaniformes.

Obs. XI. — Bourneville (*Idem.*, vol. III, 1883, pag. 122). Freit... Rodolphe, 17 ans. Période tonique très forte, pupilles égales et largement dilatées, se contractent à l'approche de la lumière.

Obs. XII. — Bourneville (*Idem.*, 1876, pag. 103; Obs. XXXI). H... J., 20 ans. Tête se porte d'un côté et d'autre, regard fixe, dilatation des pupilles, mouvements toniques, puis cloniques.

Obs. XIII. — Bourneville (*Idem.*, 1876, pag. 116). Lez... Rosalie, 52 ans. Attaques très fortes. Yeux grands ouverts, *pupilles dilatées*.

Obs. XIV. — Bourneville (*Idem.*, 1876, pag. 151). Etch... Justine, 39 ans. Yeux fixes, pupilles moyennement dilatées, réagissent bien à la lumière.

Obs. XV. — Richer (*Études cliniques* , pag. 61). Gl... Dans la phase tonique, contractions des pupilles.

Obs. XVI. — Richer (*Idem.*, pag. 62). Marc... Phase tonique, pupilles dilatées.

Obs. XVII. — Richer (*Idem.*, pag. 190). Après une série d'attaques épileptoïdes, coma complet, pupilles moyennement dilatées, sensibles à la lumière.

Obs. XVIII. — Richer (*Idem.*, pag. 191). Attaque épileptoïde énergique, *sans dilatation pupillaire*.

Obs. XIX. — Richer (*Idem.*. pag. 202). X..., 16 ans. État tantôt tonique, tantôt clonique, dilatation pupillaire et insensibilité à la lumière.

Obs. XX. — Richer (*Idem.*, pag. 228; Obs. XIII). Attaque d'hystéro-épilepsie observée pendant la période du délire. Repos, yeux fixes, pupilles dilatées.

Obs. XXI.—Richer (*Idem.*, pag. 365). Ernestine... Accès épileptoïdes, face rouge, pupilles dilatées.

Obs. XXII. — (*Iconogr. de la Salpêtrière*, 1878, pag. 93).V. C..., 24 ans. Pas de cri, rigidité, les pupilles se dilatent ; puis période clonique, stertor ; pupilles reviennent à la normale.

Obs. XXIII.— (*Idem.*, pag. 123) Augustine, 12 ans 1/2. Attaques fortes, dilatation pupillaire prodromique ; puis période épileptoïde, durant la période tonique de laquelle les pupilles se dilatent,encore.

Obs. XXIV. — Même malade. Autre attaque. Dès le début, le regard devient fixe et les pupilles se dilatent. Puis rigidité générale avec dilatation.

Obs. XXV. — (*Idem.*, pag. 436). J..., 18 ans. Dans la phase tonique, pupilles dilatées.

Obs. XXVI. — (*Idem.*, pag. 451). Clémentine F... Phase épileptoïde très développée avec *pupilles dilatées.*

Obs. XXVII. — (*Idem.*, pag. 471). Pendant la période épileptoïde, *pupilles dilatées.* Puis succède un état cataleptique avec pupilles excessivement dilatées.

Obs. XXVIII. — (*Idem.*, pag. 483 ; Obs. CXLI). Jeune fille, 15 ans. Spasmes, mouvements toniques et cloniques violents, arc de cercle, hallucinations ; pendant tout ce temps, *dilatation pupillaire.*

Obs. XXIX.— (*Idem.*, pag. 484; Obs. CXLII). M. M..., 17 ans. Raideur tétanique, pupilles dilatées ne réagissant pas à la lumière.

Obs. XXX. — Hamilton (*Nervous diseases*, 1881). Jeune fille, 18 ans. Rigidité, opisthotonos, pupilles fortement dilatées, insensibles à la lumière. La dilatation diminue avec la diminution de la rigidité.

Obs. XXXI. — Mendelsohn (*Rech.*, pag. 500). Jeune fille, 17 ans. Pendant la période tétanique, les pupilles sont contractées.

Obs. XXXII. — Mills (*Amer. J. of med. Sc.*, octobre 1881). P. M..., 32 ans. Attaque tonique pendant laquelle les pupilles ne sont ni contractées ni dilatées.

Obs. XXXIII. — (*Iconogr. de la Salpêtrière*, tom. I, pag. 33). W... Madeleine, 17 ans. Pendant la période tonique, avec rigidité intense, les pupilles sont très dilatées.

Obs. XXXIV. — (*Idem.*, 1877, tom. I, pag. 42). Léontine V.. Période tonique, enraidissement généralisé, la malade se met en croix, pupilles très dilatées.

Obs. XXXV. — (*Idem.*, 1877, tom. I, pag. 49). Geneviève. Une douleur annonce l'approche des attaques, et en même temps on voit se *dilater les pupilles*, puis survient une période tonique, etc.

Obs. XXXVI.—(*Idem.*). La même malade, pendant ses attaques, présentait de temps à autre des exacerbations, c'est-à-dire que vers la fin de la période tonique l'enraidissement reprenait plus fort que jamais. Pendant ces exacerbations, les pupilles s'élargissaient.

Obs. XXXVII. — Bourneville et Sollier (*Arch. de Neurol.*, tom. XVIII, pag. 410). Lav... Eugène, 15 ans. Attaque, tombe en rigidité, bras en croix, arc de cercle ; au retour à la connaissance, les pupilles, antérieurement dilatées, diminuent de moitié et redeviennent normales.

Obs. XXXVIII. — (*Idem.*). Même sujet, nouvelle attaque. Enraidissement général, arc de cercle, *pupilles dilatées*. Quand l'attaque cesse, les pupilles diminuent.

Obs. XXXIX. — Féré (*Arch. de Neurol.*, 1887, tom. III, pag. 160). Femme V..., 24 ans. Attaques, la tête tourne à droite, les paupières battent ; les pupilles sont encore étroites. Elles se dilatent dès que les mouvements commencent, et la dilatation persiste au maximum jusqu'à la fin de l'attaque.

Obs. XL. — Féré (*Idem.*, service de M. Charcot). Virg... Douleur ovarienne, rotation de la tête à gauche, les pupilles *se rétrécissent* ; elles *se dilatent largement* dès que se produit l'enraidissement, secousses tétaniques, arc de cercle. Pendant la phase passionnelle, les pupilles sont rétrécies et dilatées alternativement à des degrés variables, comme pour s'accommoder sous l'influence d'hallucinations.

www.ingramcontent.com/pod-product-compliance
Ingram Content Group UK Ltd.
Pitfield, Milton Keynes, MK11 3LW, UK
UKHW020946180726
13838UKWH00003B/1156

9 782329 306308